宗教者は病院で何ができるのか

非信者へのケアの諸相

龍谷叢書 58

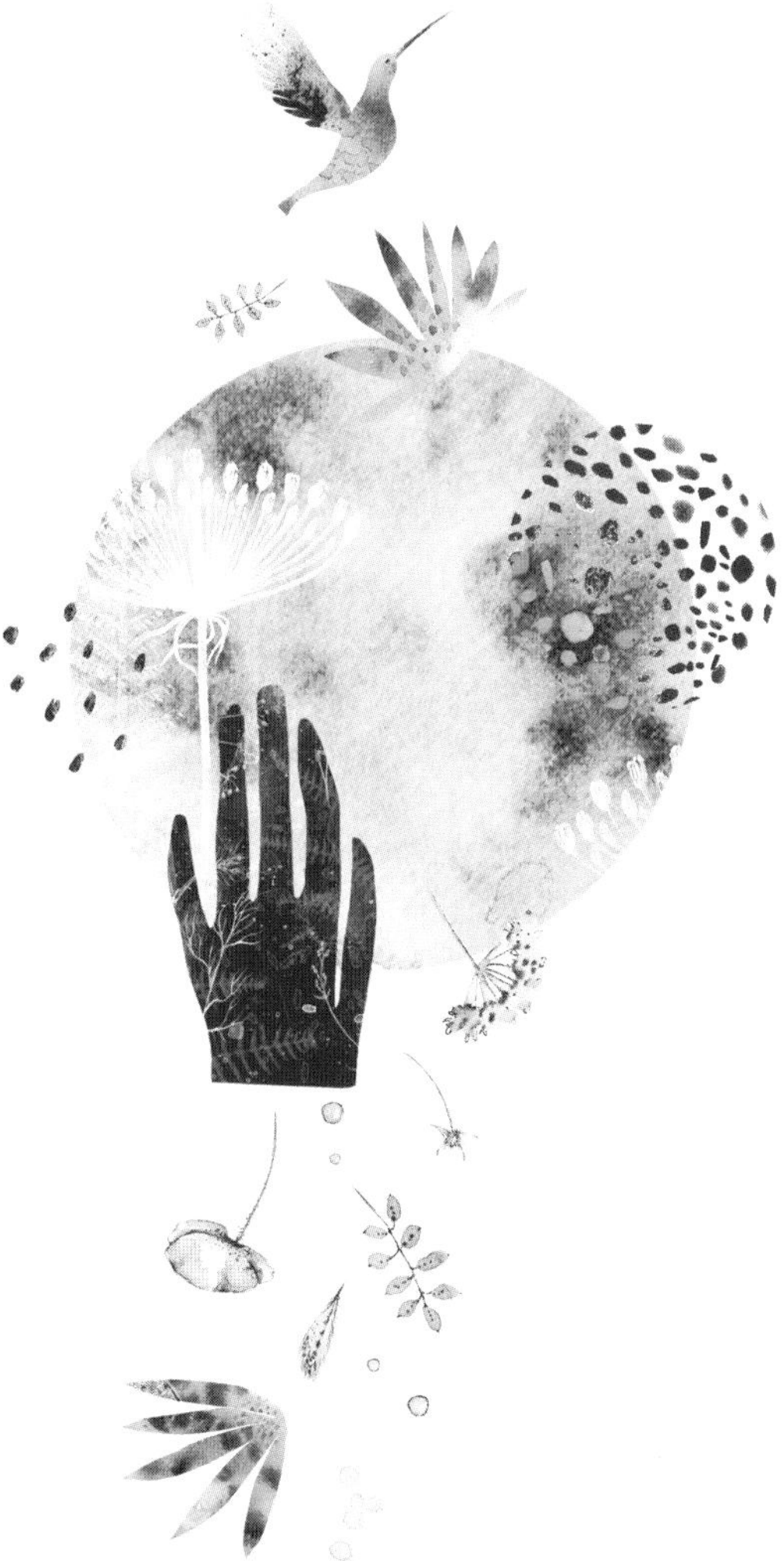

Morita Takafumi, Uchimoto Koyu, Yamamoto Kayoko
森田敬史・打本弘祐・山本佳世子——編著

勁草書房

宗教者は病院で何ができるのか　非信者へのケアの諸相

目次

目次

まえがき

残念ながら国外では「シンコウ（侵攻）」という言葉がメディアを通して盛んに発信される時代を迎えている。

その時代において、同じ読み方であるが表記の違う「信仰」という要素を取り入れつつ、わが国におけるケア、特に「宗教的ケア」の実態を詳細に切り取り、考察を試みた調査研究で成り立っているのが本書『宗教者は病院で何ができるのか——非信者へのケアの諸相』である。

宗教者によるケアの諸相とはどのようなものが考えられるだろうか。学術的側面が強いが便宜上区別のために、とりわけ「宗教的ケア」と「スピリチュアルケア」がしばしば取り上げられるのではないだろうか。断りを入れておくと、病院における利用者側からすると、そのような区別を浮き彫りにするよりも、むしろいかに誠実に、自分のことのように大切に関わってくれるかということが判断材料になっている印象をもつ。その宗教者によるケアというものについて、読者の皆さまはどのようなイメージを思い浮かべられるだろうか。特に、その場が病院となれば、なおさらイメージしづらくなるかもしれない。身の回りの日常に置き換えてみると、自分がお世話になっている病院に、宗教者あるいはそれに類する専門職の姿を見かけられたことはあるだろうか。おそらく医療と宗教がなかなか結びつかないのが一般的ではないかと考える。そのような現実的な見方がありながらも、一方で、長年にわたり、わが国の医療現場において実践を継続している宗教者は間違いなく存在する。

本書は、日本の医療施設において、宗教者による非信者患者に対する宗教的ケアの在り方と可能性、そして意義を、調査研究をもとに具体的に論じることで、非信者に求められている宗教的ケアを示すものである。暫定的であっても宗教的ケアの理論的枠組みが構築されつつある学術領域や研究分野において、机上の空論になるのではなく、現場実践を詳細に紡ぎ検討を重ねていくことは今後のわが国における医療ならびに宗教の各分野に大きな示唆を与え、病院を利用される方々に何らかの還元がもたらされると考える。病や死に直面した際にどのようなスピリチュアルペインに向き合い、いかに自らの生きる支えを得ていくのか、そこで宗教者がどのような役割を果たしうるのかを示すことは、超高齢多死社会を迎え、病や死に向き合わざるを得ない日本人を根底で支える力となるだろう。

長年、世俗化が進み、〝宗教アレルギー〟と言われている日本人の宗教に対する見方は、医療と結びつけられる以前に、残念ながら日常生活に紐付けられることはあまりなく、危機的な状況を迎えてようやく頼りにしようというような実状である。特に、ここ数年のCOVID-19の影響により、密状態を回避する目的もあり葬儀の簡略化（家族葬や直葬等）が加速度的に進んだり、一堂に会して祈るような仏事や神事、布教伝道の機会に制限をかけたりする、いわゆる小規模化を正当化できたりする動き等が〝宗教アレルギー〟に拍車を掛ける事態になっていることも押さえておかなければならない。

このような時代背景において、宗教者は、特定の信仰を持たない／信仰を異にする患者や家族のケアにどのように関わることができるのであろうか。近年、臨床宗教師といった医療現場で活動する宗教者が注目されているが、宗教的ケアの提供には慎重な姿勢が取られている。とはいえ、宗教者としてのアイデンティティや求められている役割から、どのような立ち位置でどのような活動が可能なのか、さまざまな葛藤も生じている。本書では、主に臨床宗教師が注目される以前から宗教系病院で実践する宗教者に焦点を当てる。それらの施設でも患者の多くは非信者であり、非信者患者に対する多様な宗教的ケアが行われ、受け入れられている。非信者患者に対する宗教的ケアの諸相を示し、非信者への宗教的ケアの可能性と意義、求められている在り方を検討するものである。

本書は終章を含めた八つの章で成り立っており、量的研究と質的研究、両面からのアプローチを試みたところがユニークな点として挙げられる。筆者らは、宗教者の活動が想定される国内四七〇の医療施設を対象とした質問紙調査と複数の宗教系病院で活動する宗教者へのインタビュー調査とを行ってきた。

第1章「医療施設における宗教的背景と宗教家の活動（担当：谷山洋三、他）」では、質問紙調査によって明らかになった、全国の医療施設の宗教家の活動実態について、宗教的背景の有無、宗教家の存否と、宗教家の活動形態を軸にして考察する（なお、医学系研究においては「宗教家」という表記が多く用いられているため、医療施設へ配付した質問紙を含めて、第1章のみ統一して「宗教家」と表記している）。

続いて実際に宗教系病院で活動する宗教者による非信者患者に対するケアの在り方を示すために、キリスト教系病院（第2章担当：山本佳世子、葛西賢太）、あそかビハーラ病院（第3章担当：打本弘祐）、長岡西病院（第4章担当：森田敬史）、天理よろづ相談所病院（第5章担当：山本佳世子）、佼成病院（第6章担当：

葛西賢太）を対象施設にして、インタビュー調査によって具体的事例を報告する。

これまでの第2章から第6章までの報告を踏まえて、特に亡くなられた非信者患者やその家族に対する宗教者によるケアにフォーカスし、宗教系病院における宗教者による非信者患者へのケアの一端について論じるのが第7章「宗教系病院における亡くなられた非信者患者及びその家族への宗教者によるケア（担当：山本佳世子、打本弘祐、葛西賢太、森田敬史）」である。

量的・質的アプローチからの一連の調査研究を受けて、終章「病院における宗教者による非信者への宗教的ケアの諸相（担当：山本佳世子、打本弘祐、森田敬史）」において、日本国内の医療施設、その中でも主に仏教、キリスト教、新宗教を背景にした施設における宗教的ケアの諸相を詳述する。

なお本書で展開している諸研究は、二〇二〇年九月一九日に開催された日本宗教学会第七十九回学術大会のパネル発表「医療現場における宗教者による非信者への宗教的ケア」において、部分的ではあるが日の目を見ており、なかにはパネル発表後に論文として発表されたものも含まれている。初出等については、各章末尾をご覧いただきたい。

これら一連の成果は、平成三〇年度科学研究費助成事業基盤研究（C）課題番号18K00093（研究課題名「医療現場における宗教者による「無宗教」者支援の実態と可能性」）の助成を受けた。山本佳世子（天理医療大学）を研究代表者として、打本弘祐（龍谷大学）・葛西賢太（上智大学）・谷山洋三（東北大学）・森田敬史（龍谷大学）が共同研究者であり、研究協力者の柴田実（元聖路加国際病院チャプレン）を含めたメンバーで構成されている。

本書で取り上げた調査研究の倫理的配慮として、以下の過程を挙げておく。第1章の質問紙による実態調査については、東北大学大学院文学研究科調査／実験倫理委員会の許可を得ている（文倫第2019–1015–140144号）。質問紙調査は、質問紙への回答と返送をもって、調査への「承諾」とした。第2章以降のそれぞれの章で展開している研究は、研究代表者が所属する天理医療大学研究倫理審査委員会において審査され、「承認」を受けた（通知番号113号）。「承認」を受けた後、それぞれの調査者が対象となる施設に対して、研究ならびに調査に関する説明を行い、許可を受けるという過程を経ていた。さらにインタビュー調査の場合は、それぞれの調査対象者に対して、事前に研究内容を説明し同意書において「承諾」を確認した後、調査を実施するように心がけた。

最後になるが、本書内で頻出している「非信者」も翻ってみると、どこかの宗教教団に所属している「信者」という立場に変わることは容易に想像できる。複数の章において、他宗教他宗派の信者である患者への宗教者の対応に言及されるが、あくまでも本書の一部に留まっている。それは限定的に「医療施設」内における「非信者」への宗教者の実状把握に努めた本書の限界である。これらの課題を踏まえた今後の展望として、その非信者が翻った「信者」の立場での宗教、あるいは宗教者との関わりについてはどのような諸相であるのか、またそれがどのような宗教的ケアの在り方として示すことができるのかということも明らかにされるべきことである。本書を手に取り、そのような課題を読者の皆さまと議論する契機になるのであれば望外の喜びである。

二〇二二年四月八日

編者の一人として　龍谷大学　森田敬史

第1章　医療施設における宗教的背景と宗教家の活動
——質問紙による実態調査

谷山洋三・山本佳世子・森田敬史・柴田実・葛西賢太・打本弘祐

一　研究目的

全国の医療施設には、緩和ケア病棟や宗教系医療施設のみならず、国公立や非宗教系の医療施設においても宗教家が活動していることが知られる。国内の緩和ケア病棟で活動する宗教家についての質問紙調査は、村瀬らが二〇一三年に発表したものがあるが、緩和ケア病棟のみを対象としており、対象・内容を拡大する必要がある。二〇一二年頃より臨床宗教師、臨床仏教師、スピリチュアルケア師が登場した。これにともない、宗教家の専門性に関わる研究が増加したからである。

このように、国内の医療施設で活動する宗教家について、その最新の実態を調査し、その特徴を明らかにすることが本調査の目的である。調査においては、施設の宗教的背景の有無、宗教家の有無（存否）、宗教家の活動形態（勤務形態）による相違を軸にして考察する。

二　研究方法

二〇一九年十一月六日から二〇二〇年一月三一日までの間、郵送による質問紙調査（無記名式）を実施した。対象は、全国の緩和ケア病棟、宗教的背景のある医療施設、および宗教家が活動している医療施設の計四七〇施設である。全国の緩和ケア病棟については、特定非営利活動法人日本ホスピス緩和ケア協会より情報提供をいただいた。宗教的背景のある医療施設については、インターネット検索で調査を行った(1)。宗教家が活動している医療施設については、各地の臨床宗教師会(2)に協力をいただいた他に縁故的情報を含む。調査に先立ち、東北大学大学院文学研究科調査／実験倫理委員会の許可を得ている（文倫第2019-1015-140144号）。

なお、緩和ケアを含む医学系研究においては「宗教家」という表現が用いられているため、質問紙および本稿においても「宗教家」に統一した。質問紙において調査対象となる「宗教家」とは、チャプレン、ビハーラ僧、臨床仏教師、臨床宗教師といった、宗教的背景をもち、主として「こころのケア」の活動をする者とした。質問紙の添え書きには、文中の「こころのケア」とは、スピリチュアルケアと宗教的ケアを含む概念であることを示唆する文章を記した。

三　結果と考察

無記名での回答を依頼し、二二七件の回答を得た。回収率は48・3%。全回答（n＝227）のうち、四七施設（20%）が宗教的背景あり、一八一施設（80%）が宗教的背景なし、無回答一施設。宗教家は八〇施設（35%）でいる、一四六施設（64%）でいない。宗教家が活動している施設での、活動する宗教家の人数は、全体（n＝80）の45%で「一人」、44%で「二〜四人」。五〇人を超えるケースが4%ある。肩書きは、「チャプレン」「臨床宗教師」が比較的多く、他は「臨床仏教師」「ビハーラ僧」「スピリチュアルケアワーカー」「カウンセラー」など。男性九八名、女性六〇名。キリスト教七一名、仏教七〇名、その他一九名（天理教、世界救世教東方之光など）であった。

1　分析方法

各項目について、単純集計を行った後、宗教的背景の有無等によるクロス集計およびカイ二乗検定を行った。分析にはSPSS statistics ver.26を用いた。なお、結果において「有意」と記したものは1%水準で有意、「有意傾向」と記したものは5%水準で有意であった。

（1）　二〇一九年四月一日から九月一〇日までに、「宗教名」＋「医療機関種別」を検索語としてGoogle®による検索を断続的に行った。「宗教名」には「宗教」「仏教」「キリスト教」「カトリック」「プロテスタント」「神道」「天理教」「世界救世教」「PL」「幸福の科学」を、「医療機関種別」には「病院」「医院」「クリニック」「診療所」を当てはめた。

（2）　北海道臨床宗教師会、東北臨床宗教師会、関東臨床宗教師会、中部臨床宗教師会、関西臨床宗教師会、中国地方臨床宗教師会、四国臨床宗教師会、九州臨床宗教師会の八団体。

2　宗教的背景の有無と宗教家の活動形態・活動範囲

①施設の宗教的背景と宗教家の有無

表1-1のように、「背景あり宗教家いる」「背景なし宗教家いない」は70%を超えるが、「背景あり宗教家なし」「背景なし宗教家あり」も30%に近い。

表 1-1　医療施設の宗教的背景の有無と宗教家の存否

宗教家の存否	宗教的背景あり（n=45）		宗教的背景なし（n=181）	
いる	32	71%	48	27%
いない	13	29%	132	73%
無回答	0	0%	1	1%
計	45		181	

②宗教家の活動形態と宗教的資源

宗教的背景の有無（以下「有無」と略す）による宗教家の勤務形態を比較したものが表1-2である。宗教的背景がある施設（以下「あり」と略す）では、常勤がいるのが77%、常勤以外の被雇用者（非常勤・兼任）がいるのが19%、被雇用者がおらずにボランティア等のみなのが3%であったのに対し、宗教的背景のない施設（以下「なし」と略す）では常勤がいるのは4%のみで、被雇用者がいない施設が67%であった。カイ二乗検定を行ったところ、ありで有意に「常勤いる」が多かった。

活動形態を個人で見ると（n=159）、常勤四三名、非常勤三八名、兼務八名、交通費ありボランティア六名、交通費なしボランティア五九名であった。ボランティアの活動日数は（n=110）、月一〜二日が三〇名、週一〜二日が二七名、週二〜五日が二六名、不定期一九名など多様であった。

施設内の宗教的資源の有無について、宗教的背景の有無（以下同様に、宗教的背景の有無には下線を付す）でカイ二乗検定を行い比較した結果、次の項目で有意にありの方が多かった。礼拝スペース、宗教的物品

表 1-2　医療施設の宗教的背景の有無と宗教家の勤務形態

宗教家の勤務形態	宗教的背景あり（施設数 31）		宗教的背景なし（施設数 46）		合　計（施設数 77）	
常勤いる	24	77%	2	4%	25	32%
常勤以外の被雇用者いる	6	19%	13	28%	19	25%
被雇用者いない	1	3%	31	67%	32	42%

表 1-3　宗教家の活動範囲

活動範囲	全体（n＝79）		宗教的背景あり（n＝32）		宗教的背景なし（n＝47）		常勤いる（n＝26）		非常勤／兼任職員いる（n＝19）		ボラ等のみ（n＝32）	
院内すべて	41	52%	28	88%	13	28%	24	92%	13	68%	3	9%
特定の部門・病棟のみ	38	48%	4	13%	34	72%	2	8%	6	32%	29	91%
合計	79		32		47		26		19		32	

（聖典、掛け軸、本、絵本、置物、写真集、写真・絵画、人物像、パンフレット）、院内放送の実施。

③宗教家がいる理由と周知範囲・活動範囲

医療施設に宗教家がいる理由（複数回答可）として、あり（n＝32）の場合は「医療機関の宗教的背景」が91％、なし（n＝47）の場合は「宗教家の関与が有意義」81％、「宗教家からの要望」38％と、理由に違いがみられ、いずれもカイ二乗検定を行った結果、有意差があった。宗教家の存在は、あり（n＝32）で「全職員」97％、「全入院患者・家族」59％、「全外来患者・家族」28％に周知され、なし（n＝48）では「一部の職員」25％、「宗教家が活動する部署の職員」25％に周知されている。周知範囲にも違いが見られた。

活動範囲（表1-3）は、あり（n＝32）では88％が「院内すべて」だが、なし（n＝47）では72％が「特定の部門・病棟のみ」である。勤務形態から見た場合、常勤いる（n＝26）で92％が「院内すべて」、非常勤／兼任いる（n＝19）で68％が「院内すべて」。一方で、ボランティアのみ（n＝32）では91％が「特定の部門・病棟のみ」である。

考察Ⅰ　宗教的背景の有無と宗教家の活動形態・活動範囲

ここまでの結果①～③について考察する。ありでは宗教家が雇用される傾向があり、逆になしでは雇用されにくいことが明らかになった。医療施設に宗教的背景があることが雇用される理由だと言える。ありの場合、宗教家の存在は全職員、全患者・家族に周知されやすく、活動範囲も院内全体に及ぶ。宗教的資源もより多種多様に準備されている。他方なしの場合は、その関与が有意義であると院内で認められたとしても、大半がボランティアであり、その存在は一部の職員・患者・家族にしか周知されず、活動範囲も同様に狭い。

3　宗教家への期待と実際の活動内容

④宗教家に期待すること

宗教家に期待する活動内容について、選択肢を示し複数回答を得た。それぞれの項目において、宗教的背景の有無によって差があるかどうか、カイ二乗検定を行った。全体的に（n＝223）「患者・家族のこころのケア」94％、「職員のこころのケア」67％、「遺族の分かち合いの会」53％、「情報の共有」45％に期待がかかり、宗教的背景の有無による差はみられない。

ありでは（n＝42）、なしと比べると、次のように信仰生活・布教に関わることの期待が有意に高かった。

「宗教儀式執行」60%、「礼拝施設管理」55%、「季節行事開催」45%、「院内宗教的教育活動」26%、「院外宗教的教育活動」14%、「患者・家族への布教」12%、「職員への布教」12%。また「ボランティアコーディネート」48%への期待も見られる。

⑤宗教家に期待しないこと

期待しないことについても、同じ選択肢を用いて尋ねた。全体的に（n=223）「患者・家族のこころのケア」1%、「職員のこころのケア」4%、「遺族の分かち合いの会」5%、「情報の共有」3%について、期待しないという回答が少なく、背景の有無による差はみられない。

なしでは（n=179）、ありと比べると、次のように信仰生活・布教に関わることを期待しないという回答が多く、有意差がある。「職員への布教」85%、「患者・家族への布教」79%、「院内宗教的教育活動」50%、「院外宗教的教育活動」37%、「宗教儀式執行」36%、「礼拝施設管理」28%。また次のように、他の職種が担う業務については、ありの方が有意に少ない。「医療補助」33%、「患者・家族の身の回りの世話」17%、「環境整備」7%。

⑥宗教家の活動内容

さらに、実際の活動内容についても、同じ選択肢を用いて尋ねた。「患者家族のこころのケア」は全体（n=79）の97%で実施されている。次の活動はあり（n=32）において、なし（n=47）よりも有意に多い。「礼拝施設管理」75%、「宗教儀式執行」75%、「信者の信仰生活支援」66%、「遺族の分かち合いの会」

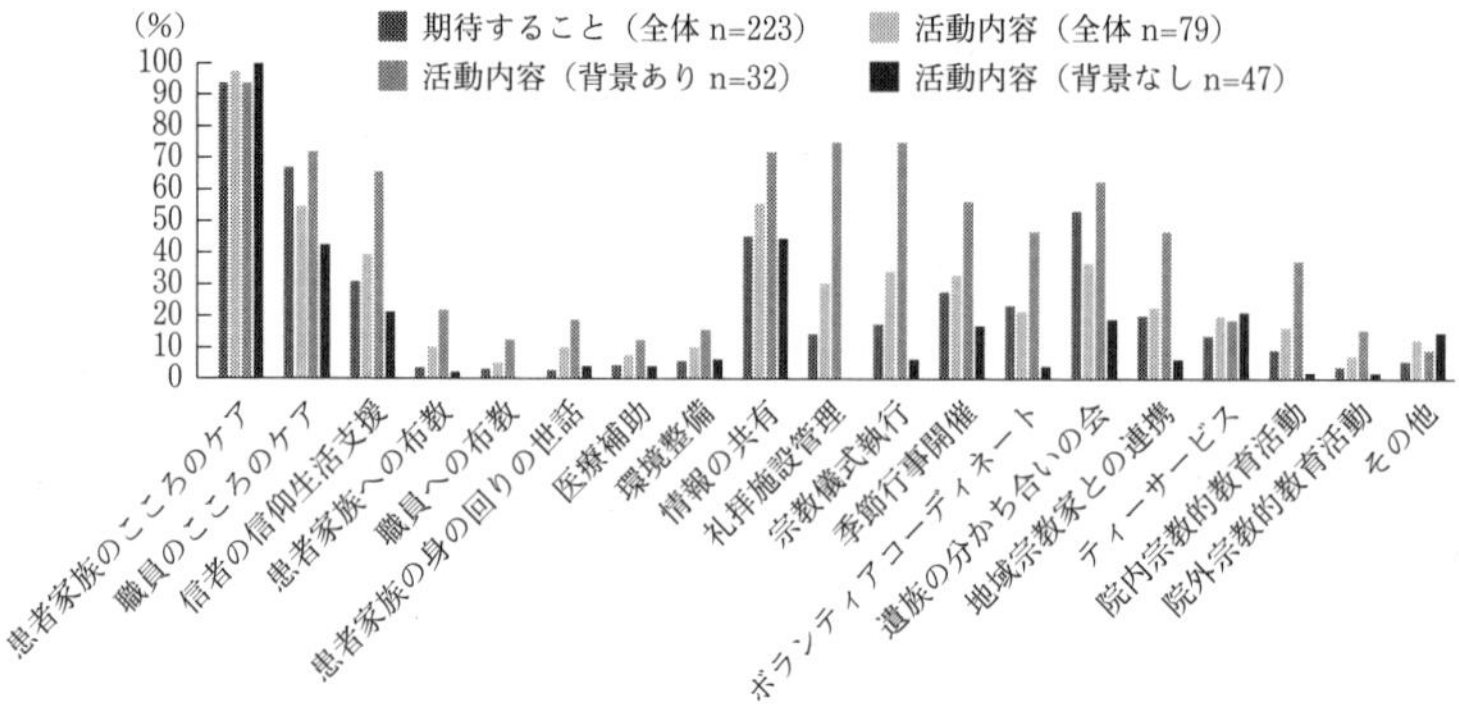

図1-1　宗教家への期待と実際の活動内容（施設の宗教的背景別）

63%、「季節行事開催」56%、「ボランティアコーディネート」47%、「地域宗教家との連携」47%、「院内宗教的教育活動」38%、「患者家族への布教」22%、「職員への布教」13%。同様に「職員のこころのケア」72%、「情報の共有」72%、「院外宗教的教育活動」16%で有意傾向が見られた。

考察II　宗教的背景の有無からみた宗教家への期待と実際の活動内容

④～⑥の結果をまとめる。「患者・家族のこころのケア」「職員のこころのケア」「遺族の分かち合いの会」「情報の共有」については、有無に関わらず医療者からの期待が高く、「患者・家族のこころのケア」「情報の共有」はほとんどの施設で期待通りに実施されていることが分かった。しかし、「職員のこころのケア」「遺族の分かち合いの会」については、必ずしも期待に応えられていない。

実際の活動内容と「宗教家に期待すること」を比べたところ（図1-1）、実際の活動内容は、おおむね宗教家への期待・非期待を反映したものとなっているが、「職員のこころのケア」「遺族の分かち合いの会」は、特になしにおいて期待よりも実施が少ない。宗教家の雇用形態・活動範囲・周知範囲の限界が、その理由ではないかと推察される。

他の職種が担う業務については、全体としては期待されず・実施が少ないが、ありでは被雇用者が多いためか、やや期待感が見られる。有無で差があるのは、宗教や季節の儀式、宗教的活動、ボランティアコーディネートで、あり施設のミッションが反映されていると思われる。

4　宗教的ケアとグリーフケア

⑦布教伝道・入信儀式

布教伝道は、「頻回」と「時々」を合わせて、あり（n＝32）では22％、なし（n＝47）では４％。入信儀式は、「毎月」と「年に一回以上」「数年に一回」を合わせてあり（n＝32）では56％、なし（n＝47）では２％。ありにおいてさえ、四分の三の施設で布教伝道はほとんどなく、入信儀式は数年に一回以下だった。なしではさらに消極的だが皆無ではない。

⑧非信者への宗教的ケア

全体（n＝78）の51％で、非信者への宗教的ケアは行われていないが、「死後の世界の話」35％は有無に関わらず実施されている。あり（n＝31）で「簡易な作法・祈り」55％、「正式な宗教儀礼」16％、「説教・法話」39％と比較的多く、有無で比較すると前二つで有意に多く、後一つで有意傾向が見られた。少数回答で統計的な有意差はないが、ありの方がなしよりも「他宗教の宗教家の紹介」が多い。

考察Ⅲ　宗教的ケアとグリーフケア

⑦～⑧の結果をまとめる。布教伝道・入信儀式は、頻度は少ないものの、ありの方が多く、施設のミッションとしては必然的だと言える。全体の半数で非信者への宗教的ケアが提供されていないが、提供される場合には「死後の世界の話」が比較的多く、ありでは儀式も行われやすい。遺族との関わりでは、ありで行動範囲の広さの影響か、葬儀などへの宗教家の積極的関与が見られる。宗教的ケアとスピリチュアルケアの区別はあまり意識されていないが、医療施設で活動する宗教家の多くが、信仰を押しつけるのではなく、患者・家族のニードに丁寧に応えようとする様子が伺われた。

5　宗教家の有無（存否）からの考察

すでに述べた2～4においては、医療施設における宗教的背景の有無を軸として考察した。ここでは視点を変えて、宗教家がいる施設（以下「いる」と略す）といない施設（以下「いない」と略す）を比較し、つまり宗教家の存否（以下「存否」と略す）を軸に考察したい。

⑨宗教家に期待すること

宗教家に期待する活動内容について、選択肢を示し複数回答を得た。全体的に（n＝223）「患者・家族のこころのケア」94％（いる100％、いない90％）、「職員のこころのケア」67％（いる76％、いない62％）、「遺族の分かち合いの会」53％（いる60％、いない50％）、「情報の共有」45％（いる58％、いない39％）に期待が高い。

それぞれの項目において、宗教家の存否によって差があるかどうか、カイ二乗検定を行った。その結果、いる（n＝78）では、いない（n＝144）と比べると、「患者・家族のこころのケア」１００％、「宗教儀式執行」36％、「地域宗教家との連携」32％、「礼拝施設管理」29％において、期待の高さに有意差が見られた。同様に、「職員のこころのケア」76％、「情報の共有」58％、「季節行事開催」37％、「ティーサービス」21％、「院内宗教的教育活動」15％において、期待の高さに有意傾向が見られた。

⑩宗教家に期待しないこと

期待しないことについても、同じ選択肢を用いて尋ねた。宗教家の存否による差はみられない。全体的に（n＝223）「患者・家族のこころのケア」1％、「職員のこころのケア」4％、「遺族の分かち合いの会」5％、「情報の共有」3％について、期待しないという回答が少ない。「職員への布教」79％、「患者・家族への布教」74％について、期待しないという回答が多い。

⑪宗教家がいる施設での活動

宗教家の実際の活動内容については次のとおりである（n＝79）。「患者・家族のこころのケア」97％、「情報の共有」56％、「職員のこころのケア」54％については、半数以上で実施されている。「信者の信仰生活支援」39％、「遺族の分かち合いの会」37％、「宗教儀式執行」34％、「季節行事開催」33％、「礼拝施設管理」30％について、約三分の一の施設で実施されている。「患者家族への布教」10％、「患者家族の身の回りの世話」10％、「環境整備」10％、「医療補助」8％、「院外宗教的教育活動」8％、「職員への布教」5％については一割以下である。

考察Ⅳ　宗教家の存否から見た宗教家への期待と実際の活動内容

以上の結果⑨～⑪について考察する。「患者・家族のこころのケア」「職員のこころのケア」「情報の共有」「遺族の分かち合いの会」については、全体的に医療者からの期待が高い一方で、宗教家の存否によって若干の期待の違いが見られた。「患者・家族のこころのケア」についてはいる場合に有意に期待感が高く、「職員のこころのケア」「情報の共有」についてはいる場合の期待に有意傾向が認められた。またこれらの三項目については、実際にも半数以上で実施されている。

いる施設での期待（結果⑨）と、実際の活動（結果⑪＝⑥）を比較すると、「患者・家族のこころのケア」（期待100％、活動97％）と「情報の共有」（期待58％、活動56％）については期待と実際に差はない。一方で「職員のこころのケア」（期待76％、活動54％）についてはやや開きがあり、あまり期待に応えられていないようだ。

他方、「遺族の分かち合いの会」については宗教家の存否による有意な差は認められず、いる施設で60％が期待され、逆に期待しないという回答も少ないにもかかわらず、実際の活動は37％である。こちらも、あまり期待に応えられていないようだ。他の項目については、期待と活動に大きな差はない。詳しくは表1-4を参照されたい。

6　宗教家の活動形態の相違からの考察

表1-4　宗教家への期待と実際の活動

宗教家の活動内容	宗教家がいる施設での期待（n=78）		実際の活動（n=79）	
患者家族のこころのケア	78	100%	77	97%
職員のこころのケア	59	76%	43	54%
信者の信仰生活支援	30	38%	31	39%
患者家族への布教	3	4%	8	10%
職員への布教	3	4%	4	5%
患者家族の身の回りの世話	3	4%	8	10%
医療補助	6	8%	6	8%
環境整備	6	8%	8	10%
情報の共有	45	58%	44	56%
礼拝施設管理	23	29%	24	30%
宗教儀式執行	28	36%	27	34%
季節行事開催	29	37%	26	33%
ボランティアコーディネート	21	27%	17	22%
遺族の分かち合いの会	47	60%	29	37%
地域宗教家との連携	25	32%	18	23%
ティーサービス	16	21%	16	20%
院内宗教的教育活動	12	15%	13	16%
院外宗教的教育活動	6	8%	6	8%
その他	9	12%	10	13%
合計	449		415	

すでに②活動形態（表1−2参照）や③活動範囲（表1−3参照）で示したように、宗教的背景の有無と宗教家の活動形態（勤務形態）には、明らかな相関が見られる。すなわち、ありでは有給になりやすく、なしではボランティアになりやすい。また活動範囲にも影響を与えており、有給の方が全職員・全患者にアクセスしやすい。以下、有給の場合は「常勤がいる施設」（以下「常勤」と略す）と

「常勤はいないが非常勤または兼務職員がいる施設」(以下「非/兼」と略す)の二つに分け、これに「被雇用者はおらずボランティア等のみの施設」(以下「ボラ」と略す)を加えて、三つの活動形態の相違から考察を加えたい。

⑫ 専用スペースと備品

宗教家用の専用スペースや備品については、「執務室」58%、「ＰＨＳ」58%、「面談室」38%について、他に比べて常勤(n=26)が有意に確保されやすい。「ロッカー」50%の確保も常勤で有意傾向がある。逆にボラ(n=32)は他に比べて有意に何も「ない」59%。

⑬ 礼拝スペースの有無

全体(n=225)の20%(n=44)で礼拝スペースがあるという回答が得られた。宗教家の存否で比較すると、いる(n=80)の41%、いない(n=145)の8%で礼拝スペースがあり、有意差が認められた。

参考までに②で示した結果を再掲するが、施設内の宗教的資源について、宗教的背景の有無で比較した結果、礼拝スペース、宗教的物品、院内放送の実施で有意に宗教的背景がある施設の方が多かった。

⑭ 礼拝スペースの名称

礼拝スペースがあると回答した四四施設(宗教的背景あり三〇施設、なし一四施設)には、「チャペル」「礼拝室」「仏堂」「瞑想室」「祈禱室」「その他(記述)」の選択肢を示して、そのスペースの名称を尋ねた。

宗教家がいる施設（n=33）では、「チャペル」45％、「礼拝室」18％、「瞑想室」15％、「仏堂」3％、「祈禱室」0％、「その他」として「祈りの間・祈りの部屋」18％、「聖堂・御聖堂」12％、「その他」24％だった。いない施設（n=11）では、「チャペル」0％、「礼拝室」0％、「瞑想室」45％、「仏堂」9％、「祈禱室」9％、「その他」として「祈りの間・祈りの部屋」0％、「聖堂・御聖堂」18％、「その他」18％だった。

参考までに、宗教的背景の有無で比較したところ、宗教的背景ありの施設（n=30）では、「チャペル」が50％と最も多かったが、宗教的背景なしの施設（n=14）では、「瞑想室」が64％と最も多かった。

⑮　関わる対象範囲

すでに表1-3で確認したとおり、活動範囲は常勤（n=26）で92％が「院内すべて」、非／兼（n=19）で68％が「院内すべて」だが、ボラ（n=32）では91％が「特定の部門・病棟のみ」である。具体的に関わる対象別に見ると、「入院患者」と「入院患者の家族」についてはどの活動形態でもおおよそ80％以上が関わっている。一方、「遺族」85％、「外来患者」81％、「外来患者の家族」69％、「全職員」69％、「地域住民」46％については、他に比べて常勤（n=26）が有意に関わりを持ちやすい。

⑯　活動内容

活動内容については、「患者と家族のこころのケア」はどの活動形態でも95％以上が実施している。一方、「職員のこころのケア」81％、「宗教儀式執行」77％、「礼拝施設管理」73％、「信者の信仰生活支援」

65％、「季節行事開催」62％、「遺族の分かち合いの会」62％、「地域宗教家との連携」50％、「ボランティアコーディネート」46％については、他に比べて常勤（n＝26）が有意に実施しやすい。「情報共有」77％についても有意傾向が見られた。

⑰　非信者への宗教的ケア

「死後の世界の話」については有意差がなく、常勤（n＝26）で48％、非／兼（n＝19）で42％、ボラ（n＝32）で22％が実施されている。有意差があるのは「簡易な作法・祈り」60％、「説教・法話」48％、「正式な宗教儀礼」20％で、他に比べて常勤（n＝26）が有意に実施しやすい。

⑱　情報共有の方法

他職種との情報共有の方法については、「口頭での情報交換」については有意差がなく、常勤（n＝26）で68％、非／兼（n＝19）で47％、ボラ（n＝32）で57％が実施されている。有意差があるのは「定期的にカンファレンス参加」80％、「院内勉強会等参加」72％、「カルテ記載」64％で、他に比べて常勤（n＝26）が有意に実施しやすい。

⑲　会議参加

宗教家は院内の会議にも参加する。「特定の会議」88％、「倫理委員会」68％については、他に比べて常勤（n＝26）が有意に参加しやすい。他方、ボラ（n＝32）は他に比べて有意に何も「参加しない」84％。

考察Ｖ　常勤者とボランティアの活動の差

⑫～⑲の結果をまとめると、容易に想像し得ることではあるが、常勤は与えられる専用スペース・備品、活動範囲・ケア対象、活動内容、非信者への宗教的ケア、情報共有の方法、会議参加の様々な項目において、その範囲が広く認められていることが確認された。それに比べてボラは、その多くが「特定の部門・病棟のみ」の「患者や家族のこころのケア」に限定されていることも確認された。一定の期待感のある「職員のケア」についても、ボラの立場では実施しにくい。

礼拝スペースは、宗教的背景があり、宗教家がいる施設で確保されやすく、その他の物品や放送設備も含めて、宗教的ケアを提供しやすい環境が整えられている。宗教的背景ありでは「チャペル」、なしでは「瞑想室」という名称が、それぞれ半数以上の施設で選択されている。

四　結　論

1　宗教家の専門的業務

宗教的背景ありの方が有給（常勤、非／兼）になりやすく、なしではボラになりやすい。そして、前者の方が院内全体に関与しやすく、後者は一部に限定されやすい。活動内容としては、「患者・家族のこころのケア」「職員のこころのケア」「遺族の分かち合いの会」「情報の共有」については、宗教的背景の有無や宗教家の存否に関わらず医療者からの期待が高く、「患者・家族のこころのケア」「情報の共有」はほとんどの施設、活動形態で期待通りに実施されている。しかし、「職員のこころのケア」「遺族の分かち合いの会」については、必ずしも期待に応えられていない。特に、宗教的背景なしのボラでは実施しにくい。せっかく宗教家が関与していても、これでは宝の持ち腐れになっていないだろうか。

このような活動内容は、宗教家の「専門的業務」として他の職種にも認識されている可能性がある。緩和ケア病棟では、宗教的背景ありにおいて遺族ケア、季節の行事、宗教的ケアの環境が整えられており、患者の望ましい死の達成度（GDI: Good Death Index）の評価が高い（青山ら二〇一七）。今回の調査はこのことをある程度支持する結果を示したと言える。

また、宗教的背景ありの施設とはいえ、宗教家は布教伝道や儀式ばかり行っている訳ではなく、入信儀式でさえ年に数回あるかないか、という頻度の低さである。一方で、他宗教家の紹介は宗教的背景あり施設の方が多く、宗教家自身の信仰に拘ることなく患者・家族のニードに丁寧に応えようとする姿勢が伺われる。柴田・深谷（二〇一二）のインタビュー調査結果からも、宗教家たちが信仰を押しつけることを慎み、丁寧に患者・家族に対応している様子が見受けられる。今回の調査はこの点もある程度支持する結果を示したと言える。

2　調査の限界と今後の課題

調査対象の医療施設で、宗教家が実際に活動しているかどうか不明であったため、回答者を宗教家に限定することなく、施設内の事情を知る者であれば誰でも回答できるように依頼した。無記名による回答であるため、実際の回答者が宗教家か否か分からない。また、宗教家の属性などについては五名まで記載するよう設定したため、同一施設に六名以上の宗教家が活動している場合には、その宗教家の属性について把握することはできなかった。

また、将来同様の調査をする際には、調査対象を医療施設のみならず福祉施設を含めて拡大する必要があると思われる。

宗教家の活動の詳細については、本書の他の論文を参考にされたい。

謝辞

今回の質問紙調査実施に際し、特定非営利活動法人日本ホスピス緩和ケア協会、北海道臨床宗教師会、東北臨床宗教師会、関東臨床宗教師会、中部臨床宗教師会、関西臨床宗教師会、中国地方臨床宗教師会、四国臨床宗教師会、九州臨床宗教師会の各位よりご協力をいただきました。感謝いたします。今回の質問紙にご回答いただいた関係各位に感謝いたします。

※本章は、谷山洋三他「医療施設における宗教的背景と宗教家の活動形態：質問紙による実態調査」『東北宗教学』一二九巻、二〇二〇年、一六—四二頁に加筆修正したものである。

参考文献

青山真帆・斎藤愛・菅井真理・森田達也・木澤義之・恒藤暁・志真泰夫・宮下光令「宗教的背景のある施設において患者

の望ましい死の達成度が高い理由―全国ホスピス緩和ケア病棟１２７施設の遺族調査の結果から―」『Palliative Care Research』一二巻二号、二〇一七年、二一一―二二〇頁

柴田実・深谷美枝『病院チャプレンによるスピリチュアルケア―宗教専門職の語りに学ぶ臨床実践』三輪書店、二〇一一年

村瀬正光・東口高志・関根龍一・伊藤高章・谷山洋三「緩和ケア病棟における宗教家の現状についての質的研究」『ホスピス・緩和ケアに関する２０１２年度調査研究報告』日本ホスピス・緩和ケア研究振興財団、二〇一三年、一七―二二頁（http://www.hospat.org/report_2012-top.html）

第2章　布教伝道を第一目的としないチャプレンを支える信仰
――キリスト教病院の事例から

山本佳世子・葛西賢太

一　はじめに

1　背景と問題の所在

キリスト教を背景に持つ病院の多くが、チャプレンと呼ばれる宗教者を配置している。チャプレンとは、病院等の施設付き宗教者の意である。その施設の関係者のために宗教儀式を行うほか、教会に通えない信徒に対し、儀礼儀式の執行等を通じ、礼拝の機会を保障し、キリスト教コミュニティとの繋がりを実感させる働きを持つ。欧米等の国々には、病院や福祉施設の他に、学校や刑務所、軍隊、議会、工場やレース場等にもチャプレンを配置している事例がある。日本においても、キリスト教系の病院や福祉施設、学校などにチャプレンが配置されてきた。本章では、その中でも病院チャプレン（以下、単にチャプレンと記す）について論じる。チャプレンは、キリスト教精神の理念に基づきつつ、全人的ケアを提供するため、魂のケア、心のケアを担う重要な存在である。一九八〇年前後にスピリチュアルケアを含む全人的医療を唱えるホスピス・緩和ケア運動が興隆した際も、先進的にホスピス病棟を設置していったのは、聖隷三方原病院や淀川キリスト教病院といった、キリスト教系病院であった。

とはいえ、欧米においてももはやチャプレンの働きの対象となるのはキリスト教信者のみとは限らず、他宗教や無宗教も視野に入れる訓練が行われている。キリスト教徒以外のチャプレンも少なくない。そして、日本においてはキリスト教信者は多くはなく[1]、キリスト教系病院であっても患者の多くは非信者である。チャプレンはホスピス・緩和ケア病棟を中心に、しかしそこに限られない形で、信者である患者・家族および職員の精神的支えとなるよう活動する一方で、非信者にたいする宗教抜きの「心のケア」、スピリチュアルケアにも取り組んできた。布教伝道を使命として重視する病院・チャプレンもある一方で、布教伝道とは異なる「心のケア」の実践に取り組んできたチャプレンも多くいることは次節に記す先行研究からも明らかである。キリスト教系病院においては、非信者への宗教的ケア、スピリチュアルケアが、長い年月をかけて蓄積されているのである。自身が信者であるチャプレンにとって、それはどのような体験や理念や価値観、そして信仰に基づく実践なのであろうか。それが私たちの問いである。

ところで、日本人の多くが自身の宗教的価値観について「無宗教」ないし「特定の信仰をもたない」と表現するが、その内容は一様ではない。宗教信仰についてただ拒絶するのではなく理解をしようとし、「生者・死者・超越者を含む他者や世界とのかかわりの中で自己認識を深めよう、すなわち『人生の深淵をのぞき見よう』としていて、しかしあえて特定の信仰を持たない者」もあれば、その一方で、「自他の宗教性に無自覚であり、人を支えるものとしての信仰心や宗教というものを理解することができず」あるいはそのような意思を持たず、『「人生の深淵を覗き見る』ことなしに生きていこうとする者」（山本二〇一六：一〇二―一〇三）もある。ここで私たちが「非信者」と呼ぶ際には、その両方を視野に入れている。宗教者でないから実存的な問いをもっていないというのも、宗教者だから常に実存的な問いに取り組んでいるあるいはその答えを持っているというのも、いずれも早計といわざるをえない。だが、たとえ前提や理解が異なっていたとしても、真摯な問いを持つ者どうしが出会う場は、狭義の宗教的な場とはいえないまでも、深い実存的な対話が交わされる「スピリチュアルな」場であろう。

だから、ここでいう「非信者への宗教的ケア、スピリチュアルケア」は、決して、薄めた宗教的ケア、あるいは宗教的要素を取り除いたケア、といった、消極的な、また、単純なものではない。それぞれのチャプレンたちは、おそらく濃厚な宗教的背景のもとに生まれ育ち、近現代の宗教への再解釈に触れ、真摯な問いを重ねた末に、それぞれの結論にいたっている。そこには、社会の変化、哲学的な宗教再解釈、近代の神学の大きな変革とそれに抵抗する宗教者、あるいはそれらに直面した教団組織のとる方針や変化など（その象徴がカトリック教会の第二バチカン公会議であろう）を再吟味したうえで、ケア対象者に対してその解釈を言葉や行動で提示するという、積極的な非宗教性、積極的な代理宗教性、あるいは世俗社会と融和しての宗教性の保持とでもいえるものが見いだされる。チャプレンたちの存在の社会的意義についての

（1）二〇一九年の時点で、日本の人口に占めるキリスト教信者の割合は、文化庁の宗教統計調査によると1％程度である（文化庁二〇一九）。諸宗教の信者総数一億八三一〇万七七二人のところ、キリスト教信者数一九〇万九七五七人ということだ。ただし教師数をみると、諸宗教の教師数は六五万二〇四五人のところキリスト教の教師数は三万一四五七人で、約5％ということになる。篤信者の比率はもう少し高いと思われるが、信者数の比率との差があるのは興味深い。

真摯な問いもある（板井・葛西二〇一三）。私たちがインタビューした三名のチャプレンたちは、それぞれ、そのような問いかけを貫いてきた方々であった。

2　先行研究

キリスト教病院チャプレンがどのような実践を行っているのかについては、柴田と深谷の研究に詳しい（柴田・深谷二〇一一）。チャプレンを支える信仰、パストラルケアの歴史的流れについて整理した上で、インタビューによる九人のチャプレンの語りから、チャプレンの業務、チャプレンになった動機、ケア理念をまとめている。さらに、スピリチュアルケアと宗教の関係について、チャプレンの語りから事例を挙げながら「受け身の踏み込み」によるチャプレン自らの「宗教性提示」への姿勢、「祈り」のスピリチュアルケア性や葬儀の重要性について検討している。本書第5章、第7章においても、非信者への「祈り」による宗教的ケアや葬儀による宗教的ケアについて検討しているが、柴田らはスピリチュアルケアから宗教的ケアに展開するケース、スピリチュアルケアと宗教的ケアが「イコール」になるケースをあげながら、医療環境における宗教専門職の役割を論じている。

宗教的ケアを含むスピリチュアルケアについては、清田・池永（二〇〇五）でも挙げられており、また、柴田（二〇一七）は患者のスピリチュアルニーズを、事例を通して分析し、実存的ニーズと宗教的ニーズの両方を有する患者と実存的ニーズのみの患者とがいることを示した。宗教的ケアに移行するケースというのは、対象者との対話の中で表出されるスピリチュアリティやスピリチュアルペイン[2]を丁寧に拾って行き、そこに宗教的ニーズが見出された時になされるものであり、結果として布教伝道につながるケアとな

っている。(3)

しかし、現代日本社会における病院では、チャプレンは布教伝道を第一目的として従事するわけにはいかない。そこに宗教者としての信仰上の葛藤はないのだろうか。あるいは、それを支える信仰・信念・価値観とはどのようなものなのだろうか。どのような実践を、どのような目的を思い描いて行っているのだろうか。

3　目的と研究方法

本章では、三名のキリスト教チャプレンを取り上げ、インタビューを通して、非信者へのケアの実際、それを支える信仰や価値観等を明らかにする

キリスト教系病院で活動するチャプレンA、チャプレンB、シスターCへのインタビュー調査で得られたデータを分析する。インタビュー調査は二〇一九年九月に行われ、それぞれ九〇分程度の半構造化面接を行なった。主な質問項目は、①病院付き宗教者となった経緯、②非信者へのケアを含む活動の実際およ

(2)　狭義の布教伝道というと、特定の宗教教団への加入を勧めることと一般には考えられがちだろう。本章でもキリスト教教会への加入勧誘（具体的には洗礼実施をその境界線とみなす）と捉えて論を進める。ただし、布教伝道そのものは、教団が社会とどのような接点を持ちたいと考えているのか、それを宗教者各個人がどのように理解し、どのように表現・行動化するのかという、きわめて幅広い要素を含んでいる。自分の信仰について宗教者が語ることは必ずしも布教伝道とはいえず、単なる自己紹介かもしれないし、自分自身の姿勢を修正するための独白かもしれないのだ。

(3)　仏教系病院におけるビハーラ僧や天理よろづ相談所病院の講師も同様の実践を行なっていることは、第3章、第5章でも論じられている。

び③課題である。

二　非信者へのケアとそれを支える信仰

1　対象者およびその活動概要

チャプレンA

チャプレンAはプロテスタントの牧師で、インタビュー当時、チャプレン歴は約二〇年であった。毎朝の礼拝ののち、緩和ケア病棟の患者およびその家族との対話、外来でのグリーフカウンセリングを中心に活動している。入院時の説明には必ず同席し、看護師等の他の医療職とはカルテおよび口頭での情報共有を行っている。

チャプレンB

チャプレンBはカトリックの神父で、インタビュー当時、チャプレン歴は約一〇年であった。毎朝のミサののち、緩和ケア病棟の朝のカンファレンスに参加し、午後は病棟のデイルームで毎日ティータイムを開いている。ティータイムや病床での患者やその家族との対話が活動の中心である。看護師等の医療職とは主に口頭での情報共有を行っている。また、月一回、緩和ケア病棟で亡くなられた患者遺族を対象にした遺族の分かち合いの会を開催している。

シスターC

シスターCはカトリックの修道女で、インタビュー当時、チャプレン歴は約二〇年であった。系列の病院に管理栄養士として勤務した後、緩和ケア病棟開設に伴い、パストラルケア室に配属となった。同法人が運営する老健施設でもパストラルケアに従事する。病院に専属の神父が赴任したのちには、傾聴は神父に譲り、宗教行事の運用や神父や職員のサポートに力点を移して、現在に至っているという。

2　チャプレンが行うケアとは

チャプレンAおよびBは、自身がなしているケアをそれぞれ「スピリチュアルケア」であると述べ、それが指すところを以下のように語っている。

チャプレンA

・心理士でも宗教者でもない領域としてのスピリチュアルケア：存在そのものでの癒し

チャプレンAは大学で神学と臨床心理学を学んだ。その上で、病院では宗教者だけでもできない、心理士だけでもできない領域があることに気づいたという。

A：心理士だけでもできない、宗教者だけでもできない領域があるなと。（略）その両方の何か領域が必要な場所だなと思って。

毎日の礼拝があり、クリスチャンの患者には聖書の話をしたり、一緒にお祈りをしたりする。一方で、精神的な問題を抱えている患者に対して心理的な援助をすることもできる。しかし、そのどちらでもない、にもかかわらず「私」を求めてくる患者が大勢いるというのである。以下のように語っている。

A：宗教的な援助はできるし、それで慰められるクリスチャン、信者さんもいらっしゃる。で、鬱だとか、ちょっと精神的に痛みを抱えてる方は、そういうカウンセリングのテクニック的なところでやっていけてるけれども、なんかそれとは違う方々が大勢いらっしゃって（略）その存在そのものだけを求めてこられる方が何人かいらっしゃって（略）存在そのものがそこにあることでその方が慰められてるのか癒やされてるのか、それは本人に聞かないと分からないんですけど、いてほしいという。これがやっぱりスピリチュアルケアというかの究極の在り方なのかなって。

「存在そのものによるケア」というものがあることに気づき、それがスピリチュアルケアなのだと述べている。

チャプレンB

・パストラルケアから宗教を抜いたスピリチュアルケア

チャプレンBはパストラルケア室に属する。では、自身のケアはパストラルケアなのかと問われると、パストラルケアとスピリチュアルケア、ほとんど同じだけれど、あえて言うならば宗教的ケアが入るのがパストラルケアだと述べた上で、次のように語っている。

B：私もここでほとんど普通の人とやってるのは、パストラルケアというよりは、そういう宗教的な観点全く入れないから、それはスピリチュアルケアのレベルと言ってもいいけど。

カトリックの病院のためにパストラルケアという名前は残っているけれど、自身が実践しているのはほとんどスピリチュアルケアだと言われていた。

シスターC

・神様のお話を伝える必要があれば応じる

シスターCは、自身の役割を「パストラルケア」と表現し、強引ではなく相手の希望にあくまでも沿うことを自身に課しながらも、相手の希望があれば信仰を伝えることも否定しない。

C：亡くなるときに、やっぱり無信仰だとか、神様いないとかおっしゃっても、やっぱり最後にあがくというか、心があがいてる、そういう方には神様のお話したり、「（略）みんな亡くなってから、あなたも全部なくなると思う？」、「それがうれしい？」とかって、そういう話し方したりしまして。…私はキリスト教のそんなお話しかできないので、（略）霊魂があって、神様がつくった人間はもう永遠になくならないんだというようなことから（略）「そうだね、それならうれしいね」とかっておっしゃるんですね。自分がずっといると。

シスターＣは、チャプレンＢやチャプレンＡと比較して、自分は宗教者であり伝道することもある、という姿勢がより明確である。

3　非信者との対話の姿勢

それぞれの病院で、クリスチャンの患者は一割程度と述べられ、ほとんどの患者は非信者であることが改めて確認される。ではチャプレンたちは、非信者の患者に対し、どのような姿勢で関わっているのだろうか。

チャプレンＡ

・相手の大事にしているものを大事にしたい

チャプレンＡは、相手の信仰に合わせて対応を変えると言い、次のように語った。

Ａ：だから、お経読んだりもするんです。仏教徒の方で「ちょっともうお経読んでくれる？」って、ちょっと読めませんけどって最初の頃思って、ちょっと練習してお経読んだりとか。（略）抵抗全然ないです。

このことについて、個人的な経験として、仏教徒だった祖母が亡くなった際に、クリスチャンの家族が焼香をするかで揉める中、自身は熱心な仏教徒だった祖母を想い、焼香をしたという原点を語ってくれた。相手に合わせるということを大事にしているのかと尋ねたところ、以下の返答があった。

A：相手の大事にしているものを大事にしていきたいっていうところです。相手に迎合するっていうのとはちょっと違う、そこはしたくないです。なんか偽りたくはないんですよね。ただ、嫌なものは嫌、抵抗があるものには私はやっぱりしません。

「従うことと仕えることを区別する」と、チャプレンAはいう。相手の希望に盲目的に無条件に「従う」のではなく、プロとして本質を見て、判断をして、それを提示し、話し合いや関わりを通して「仕えていく」のだと語っていた。

・布教したいっていう気がない

なぜ、宗教的なことで自身の信仰と異なっても抵抗がないのか。次のように語っている。

A：布教したいっていう気がない。布教以前にその方が何をもって癒やされる、あるいは慰められる、あるいは何を求めておられるかのほうに興味があって。

布教したいのではなく、どうしたら相手が癒されるのか、それが第一であると言うのだ。そのためには、相手のニーズ、相手の価値観を聴いていくことから始まる。

Ａ：まずはやっぱり聴いていくことが多いんですね。そして、その方の持ってる神観念だとかそういう超越的なものを一緒にサポートしていきたい、よりそれをその方にとって具体化していくことを望んでおられたら一緒に具体化していきたいしっていう形でいく。

まさに、「相手の大事にしているものを大事にする」という姿勢からくるものと言えよう。だが同時に、このように徹底した姿勢が由来するのは、宗教的といえるほどの、他者との関わりにおける真摯さかもしれない。

・キリスト教病院だからこそ気をつけないといけない

ちなみに、一般的に日本人には「相手に合わせる、迎合する」という強い傾向があることをチャプレンＡは指摘し、チャプレンの側も「合わせてくれる患者」に甘えてはいけない、キリスト教病院だからこそ布教にならないように気をつけなければならないとも語った。

Ａ：十字架があったり讃美歌が流れたりするのに対しての抵抗って、よっぽど何かしらの宗教を持っておられる方でないと抵抗はしない。日本人のそこが特徴かなとは思いますね。全ての何かしらのものに神様を見ていくというか、あるいは受け入れていくというか、和を尊ぶところがあるので。そこら辺の甘えの構造の中に甘えていってるクリスチャン、キリスト教が多いから押し付けてよかれと思ってやっていくんでしょうね。（略）私はそこだけは気を付けないといけないと思ってます。キリスト教病院だからこそ、キリスト教に対してはものすごく控えめにいないといけない。

・患者さんのところに行く目的：その人の暇つぶしにでもなれれば

では、「布教したいっていう気がない」と言い切るチャプレンAは、なんのために患者のところに赴くのだろうか。「患者さんのところに行く目的ってなんですか？」という問いに対し、以下のように答えている。

Ａ：私側に立ったときには、やっぱり私の目的としてはぎりぎりの危機的状況下に過ごされてる方が発する言葉ですとか雰囲気ですとか、あるいはその方の生きてきたやっぱり生きざまとか、それが私にとってはすっごくありがたいんです。いろいろと教わるので、それで今の自分の考えですとか、捉え方とか、ものの見方が出来上がっていってるので、そのために、だから私の目的としては教わりに行ってるっていうか、なんか好きなこと教えてもらいに行ってる感じで。患者さん側にとって自分が少しでもお返しできるとしたら、暇つぶしだとか限られた時間、楽しかったと思っていただけることかなと思って。

危機的状況の中を生きている患者から学ぶことが多く、そこから自身が形作られていっていることを自覚している。そして患者にとっても、自身と過ごす時間が少しでもこころよいものであったらと願っていた。

チャプレンB

・やっぱり人間関係。宗教は関係ない

入院時の説明に同席するところから患者との関係を作って行くチャプレンAに対し、チャプレンBは毎日デイルームで行なっているティータイムを通して患者と関係性を作っていっている。

B：毎日デイルームに出るから、よくいらっしゃる家族の方と、もちろんそこで親しくなりますし、患者さんとも親しくなるので、コミュニケーションとかっていうのは、やっぱり人間関係なんで。(略)いい人間関係ができたら、お話もいろんな話もしてもらえるし、お互い一緒にいるだけで気分が落ち着くような状況もつくりやすいしね。だから、やっぱり最終的にはテクニックじゃなくって、そういう人間関係がうまくいけばというようなことだから、その辺はだから、宗教に直接関係ない。

宗教は関係なく、人間同士の関わり合いであるというのだ。

・患者さんのところに行く目的：その人の心の平安を願う

では、チャプレンBは何を願って、患者のもとを訪れるのであろうか。

Ｂ：その人の心の平安を持つことができるようにっていうことを願うわけで（略）もうその人の心の平安、この人がほんとに生きてきてよかったなと思えるようにとか、そういう気持ちでもちろん接しますよね。

相手の「心の平安」を願うというのだ。

ただ、近年、緩和ケア病棟の入院日数が短くなり、「がんと一緒に人生の最後のよい生き方をしましょう」というホスピス緩和ケアの理念を実現するのが難しい状況になっている。自身の無力さを感じながら、それでも「喜んでくれていた」などの言葉をたよりに、訪問を続けている。

Ｂ：話していただいて、私ももうできたらこの苦しみから解放されて、ちょっとでも病気よくなればいいなって、ほんとに心から奇跡を願うっていう、もうすごいしんどそうな人なんか見たらね。ほんとに奇跡を願うっていう気持ちは本心なんですけれども、それでも、そういう人を訪ねていってて、朝来たら、「誰々さんは、きのう亡くなりました」とか「けさ亡くなりました」って、それはよくあるんですけどね。だから、何ができてるかなって、よく分からないけれども、でも、看護師さんから「神父さん来てもらってるの、すごい喜んでるよ」っていうのを聞いたり、あと亡くなられてからも、家族の方にすごく丁寧にお礼言われたり、まあそんなんで、よかったたんかなって思うね。

病気の快癒を願う思いはもちろんだけれど、訪問したのちに、結果的に病の苦しみからは解き放たれたという事実を味わい、自らの働きの意味をチャプレンBは確かめる。

シスターC

シスターCは、ホスピスができたころの初期の患者さんのお一人が、病がすすむなかで、自宅での自死を選ばれたことがあったという。その時のことが何度も甦って、自分が傾聴をする原点になっていると語られる。そして、この点において彼女は、チャプレンAとチャプレンBとは異なった価値観、異なった選択肢を持っている。

・一期一会、次の機会はないと思う

一人ひとりとの一期一会を大事に、次の機会はないという思いで丁寧に傾聴する。その姿勢はチャプレンA、チャプレンBと同様のものだろう。

C：とにかくお話を聞き、「こんにちは」ということで。「何かお困りなことありますか」とか、普通のお話をしながら。それはそれで一回のときもありますし、また何回も、本当はもっともっと行かないと、と思うこともたくさんあるんです。行ってあげればよかったなと思うこともあるんですけど。（略）もう少しお話ししたり、もう少しご自分のつらさとかをもっと話したいと思っておられたと思ってるから、（略）それを十分聞いて差し上げられなかったなとか、（略）そういうときは本当に後悔するというか。（略）あしたとかはしないで、今日のことは今日とか、行こうと思ったら、今日行くとかそんなふうにもうすごい心掛けてます。亡くなることが多いから。

・神仏はつながっている

ただし、非信者との対話の姿勢ということでは、やはりチャプレンA、チャプレンBとは異なるものがある。シスターCは、キリスト教以外認めない、というのでは決してない。ただ、彼女が親しく頼み事をできる有力者（である「イエス様」）にも頼んでよいかと尋ね、患者の「お神様」にも「仏様」にも「ご先祖様」にも「イエス様」にもお願いする。

C：「お神様とご先祖様にも、仏様にもお祈りしますからね」って、「イエス様にもお祈りしてもいいですか」って言って、お祈りして、そして、そこで「ご先祖様、お願いします、何々さんは今こんな状態ですけども、一生懸命この皆さんのもとに行くために努力しています、助けてあげてください」と、そんなふうにして、言葉で話して、お祈りして帰って。

入院されてる方に、「もう、ご先祖様はもうあなたの思うように人の不幸を望んでいることは絶対ない」と。「特に生きておられる方の不幸を誰も、どこの仏様もご先祖様も望んでいない」と。「幸せになることは望んでおられると思う」と。

チャプレンＡはキリスト教の話をすることを自制していて、仏教の読経を求められれば応じる。チャプレンＢは、Ａほどではないが、キリスト教よりも人間関係を前に出すようだ。シスターＣは、自分自身の自然な感覚としてキリスト教があることをあまり隠さず表出し、自らが祈り頼む存在としてのキリストを、他宗教の神仏や先祖と切れ目なくならべて語る。

４　葬儀の執行

チャプレンＡ、チャプレンＢともに、毎日行うこととは別に、患者の要望に応じる形でキリスト教式の葬儀を行うことがたびたびあるという。それも、クリスチャンではない、非信者患者に対してである。どういうことであろうか。非信者患者は、どのようにしてキリスト教式葬儀の当事者となるのだろうか。

チャプレンＡ

・クリスチャンじゃない方の葬儀と納骨

キリスト教系病院Ａには、納骨堂もあり、葬儀だけでなく、納骨も行なっている。

Ａ：ここはお葬儀もされてらして、お墓もあるんです、納骨堂が。（略）ほとんどクリスチャンじゃないです。クリスチャンの方って教会のお墓がありますからそこに行けばいいので、キリスト教式のお葬儀で構いません、あるいはキリスト教式の納骨堂で毎年墓前礼拝があるんですけど、構いませんっていう方であれば、どなたでも。

クリスチャンであれば、所属する教会で葬儀がされるし、すでに墓地がある。だから、依頼してくるのはむしろ非信者であるという。そのためキリスト教式の葬儀であっても、キリスト教の話よりもそれぞれの価値観に合わせた話をしているとチャプレンAは語っていた。

Ａ：やっぱり、そういうお話ったってあんまりキリスト教の話っていうよりは、もうちょっと皆さんの慰めになる〔話をする〕。

チャプレンＢ

・信者じゃない方の葬儀、親しくなって

チャプレンＢも同様に、非信者に対してたびたび葬儀を行なっているという。やはりクリスチャンであれば、所属の教会がある。葬儀屋さんではなく、小さな家族葬で、最後の時を過ごした場所で、親しくなったチャプレンに送ってほしいというのだ。

Ｂ：私が神父っていうことで、結構、お葬式を引き受けてやってますね。（略）まさに信者じゃない方なんです。というのは、信者の場合は、自分の所属の教会があるので、亡くなったら、その教会へ大体ご遺体を運んで、その教会の神父が司式しますんで。大体私に葬儀を頼む人は、そういうクリスチャンじゃない人で、でも、ここで最期まで見てもらって、ここで葬儀もしてほしいというような、いわゆる家族葬というパターンだったらということでね。結構何回か。（略）患者さんと親しくなって、その患者さん自身から「私の葬儀、神父さんしてくださいよ」とかね。

チャプレンと親しくなることで希望してくる人の他、葬儀を悩まれたりしている患者に看護師から「神父に言ったら〔キリスト教式の葬儀を〕してもらえるよ」と言って相談が始まる例もあるという。また、Ｂのキリスト教系病院には修道院が隣接しており、葬儀の際にシスターが参列することもある。あまり人数が多くなくて寂しい時に「シスターらにお祈りしてもらったって喜べる」と言う。なお、Ｂの病院では納骨まではしておらず、斎場までは一緒に行ってお見送りをするが、お骨上げからは家族だけでしてもらっている。

Ｂ：相手はクリスチャンじゃないのが普通ですからね。私がする限りは、もちろんキリスト教式って言いますけど、もちろんそれはそれでオーケーで〔という場合に限る〕。だから、その人たちも、私が司式をすれば、〔私は〕斎場までは付いていきます。お骨上げからはもう私はいないです。斎場で中に入るところまでみんなと一緒にいて、私が司式すれば、そこまでは行ってお見送りしますけども、お骨上げから〔は〕家族だけでしてもらうっていう、私はそこからもうこちらへ帰ってきますけどね。大体そのパターンです。

シスターＣ

・葬儀等のニーズがあれば、つなぎ、手配し、支える

司祭ではないシスターCにとって、葬儀を自身が司式することはできない。そのため、彼女ができることは、よりそい傾聴をしつつ要望をかたちにして、適切な人、ソーシャルワーカーや神父、葬儀社、身寄り等につなぐこととなった。身寄りもなくお墓もない人に、病院所属教区の墓園を手配することもあり、葬儀社の方とともに収骨をすることもあったという。

シスターCの場合にも、葬儀の手配をするのは、患者が非信者であり特定の墓所が定まっていない場合だ。クリスチャンの場合には教会というよりどころがあり教会の墓に入ることができるので、彼女がその手配をする必要がない。むしろ非信者に対して、押しつけではない関わりをどのようにするかが、彼女の工夫であった。

神父が来られてからは、「神父様は、神父様でしかできないことが多いし、私がお葬式引き受けてきても」と、それに協力するというスタンスに変わっている。

C：お葬式とかっていったら、神父様のほうに、スタッフも相談に行きますので。（略）〔神父が来られる〕前はもう全部、私が請け負ってるような感じだったんですけど、今はスタッフも、それから神父様もいろんな方とお話ししながら、「お葬式してほしいよ」とか、「何々してほしいよ」っていうことを請け負ってこられて、「シスター、今度はこうこうだから、こうしてね」っていうことを言ってくださって、それに協力をする。

また、年に一回、ホスピスと老健と訪問看護の遺族、さらに身内を亡くした職員もあわせて、一一月に合同慰霊祭というものを行う(4)。これは信者だけでなく、非信者も対象としたものであり、その準備から当日の進行までを担っている。

C:「今年は三二〇人ぐらい、たくさんよ」って言って、(略)私たちがするのは、典礼の部分、お祈りの部分だけ。あとの庶務的なこととか、総務的なことはしてるんですけど。私と神父様はそのお祈りの部分で、冊子を作ったり、それから〔常設ではない〕祭壇を作ったり、(略)祭壇の布をプレスをかけたり(略)香炉を磨いたり。(略)お花もちょっと用意したり、祭壇のろうそく立てたり。私が司会して、神父様がお話ししたり、聖書読んだりしてくださって、そういうこともパストラルケアの役割です。

5　洗礼の希望に対して

さて、チャプレンA・Bともに布教はしないと言い、相手の信仰に合わせた(宗教的ケア、パストラルケアではない)スピリチュアルケアを行っている。続いて、洗礼についての考えや実践を聞いた。

チャプレンA

・家族の希望から、本人を守ってあげないと

家族がクリスチャンで、本人が非信者の場合に、家族が洗礼を希望してくることが良くあると言う。し

かし、以下の語りにあるように、本人が拒否しているのであれば、「患者さんを守って」あげるために働くという。

Ａ：あとはもうご家族の方の、ご家族の方がクリスチャンで、何とか洗礼を受けさしてくださいと本人に、本人は嫌がってるというケースが結構あるんです。（略）親御さんで、子どもさんが厳格なクリスチャンで、「ほら、イエス様信じて、だまされたと思って信じなさい」とかなんか結構。で、患者さんはもう嫌がってるわけです。そうしたときには調整に入ったりしないといけない（略）それはもう患者さん守って差し上げないと。そもそも本人は「嫌」って言ってるし、「仏壇を大事にしたい」って言ってるのに、なんか押し付けていくのはどうかって。

チャプレンB

・本人の希望がないと絶対にしない。こちらから言うこともない。

同様のことをチャプレンＢも語っている。家族が希望しても、本人が「うん」と言わない限り、絶対に洗礼をすることはないと言う。

（4）　カトリック教会においては、一一月二日が、なくなったすべての信者を記念する「死者の日」と定められている。このことから、一一月はカトリックにおいて死者を振り返る月となっている。「死者の日」は「諸聖人の祭日」である一一月一日の翌日にあたる。

B：何人か私も洗礼させたことがありますけども、大抵の場合、奥さんが信者で、ほいで旦那が亡くなっていく。ほんで、奥さんは、前から旦那に洗礼を受けてほしいをずっと思ってて、ほんで勧めても、旦那は首を振らなかったとかね。とにかくその奥さんがそういう気持ちのときに、私は、だけど、本人がうんと言わなかったら授けない、ってはっきり言いますので。

なお、ここまでの語りから分かるように、チャプレン自ら洗礼を授ける方向に持っていくようなことはない。以下のように語っている。

B：どちらかというと、私のほうからあんまり積極的にキリスト教を宣伝するようなあれは全くと言ってもいいぐらい全然しないです。もうさっきから言ってるような、よい人間関係ができたら。向こうは、私が神父だっていうのを分かって接してくれてますしね。だから、あえて洗礼を授ける方向に持っていこうというようなアイデアでは、まず動くことはないですね。

シスターC

・大切なものを分け与えるという感じ

シスターCも、本人が望まない洗礼は取り次がない。ただし、彼女の中には、洗礼は良い選択という確信があり、それは患者や家族との話の中で自然に出てくるものとしてある。「布教イコール洗礼を受ける、授けるということ」ではなく「自分の持っているものを、うれしいものとか、大切なものを分け与えるという感じでお話しします」という。

C：〔神父は〕本当にご本人が、こっちが押すんじゃなくて、「洗礼を受けます」っておっしゃらない限り授けません。（略）私たちはちょっとでも早く洗礼を受けて、その中で神様の恵みの中で生きられたらって、過ごしたらいいと思うけど、「いや、もうこんな罪深いから、もう先だ、先だ」って言って、言われるんです。とにかく、もうちょっと一押しという方いらっしゃる、いらっしゃいますけど。

洗礼という一線についての三人のチャプレンの考え方を比較すると、チャプレンAとBは、キリスト教系病院という場所で洗礼の話を持ち出すことの「権力性」により自覚的で、そのような神学思想や哲学思想を身体に刻んでいることが言葉の節々からうかがわれる。いっぽうシスターCは、自身が信者であるということとシンプルに一貫する身体感覚を備えていて、「大切なものを」大切な患者や家族にお話しすることの自然さの通りに実践する。彼女自身が患者さんの自死の経験から「次はない」と感じているなかで選んだ方針と考えられる。なお、強引な伝道ではなく、無理のない提案として、シスターCが自身の姿勢について語っていたことを改めて強調しておきたい。

6　自身を支える信仰

チャプレンAとBの二人は、「布教伝道はしない」という強固な信念を持っていることが、これまでの語りからよく分かると思う。一方で、牧師ないし神父として、人々を信仰に導くこと、神の教えを伝えていくことは、大きな使命の一つではないだろうか。そこに葛藤や矛盾はないのだろうか。尋ねてみたところ、信仰上・神学的な根拠とAとBの二人がとらえているものを聞くことができた。一方、シスターCは、キリスト教信者として聖職者としての姿勢を、理性的判断で完全におおってしまうことはないと彼女が考える「やりがい」「生きがい」について語ってくれた。

チャプレンA

・神が神であるならば、救われる人と救われない人がいたらおかしいだろう

チャプレンAは、患者との関わりの中で、自身の信仰のあり方は大きく変わったと言う。

A：患者さん方との実際の関わりで生と死、死んだ後そういったことを自分なりにいろいろ考えて、救いとは何か、そんなことをなぜか自然と仕事していきながら、今までなかった主体性っていうのがだんだん出てきて。その中で自分なりのやっぱり信仰っていうのを再構築していった（略）。神が神であるならば、そういうふうに救われる人と救われない人がいたらおかしいだろうっていうところなんで。

信じていないものは救済されないというような語り方をする人たちがある。そのような断定に反論していくために、聖書を読んでいったという。

Ａ：そこもやっぱり皆さんキリスト教の一般的な教義の中では、信じてないものは地獄に落ちるみたいなところが一般的にありますから、それに対して反論するには、聖書からしか反論できない。で、自分でやっぱりそこを読んで明らかにしていったときに、やっぱりそれじゃないんだと（略）ほんとの意味でなんか神に出会えた自分の中で、ほんとの愛なる神に出会えたときからすごく楽になって。

以上のように、聖書を研究していくことを通して自身の信仰が再構築されたことで、患者に洗礼を求めるクリスチャン家族に対しては、以下のように話をしていくようになったと語っている。

Ａ：ほとんどの方が死んで天国に行ける、〔でも非信者である私のこの家族は〕このままだったら地獄に落ちるからみたいな信仰を持ってらっしゃる（略）。そうしたときには「それつらいですよね」って、「でも不思議ですよねって、ここまであなたがご心配なんでしょ」と、「お母さんとかお父さんのことが心配で、もう必死になって洗礼をね」と、「何とかイエス様を信じてもらおうと頑張ってるあなた以上に、神様のほうが心配されてると思いませんか」みたいな。「あなたはここまで言う、あなた以上の愛を持ってるんでしょ、神様は」みたいに言うと、「もちろんです」とか。「ですよね、そしたらあなた以上に神様は心配されてるんじゃないでしょうか」みたいなことを（略）。安心されて、あって気付かれる方が多いんです。

チャプレンB

・キリスト教にならなくても神様は救ってくれる

チャプレンBは「キリスト教にならなくてもいいじゃないか」と言い切り、以下のように語られた。

B：キリスト教にならなくってもいいじゃないかっていうようなのも、いわば根本的にある。本人と神様との関係。（略）別にキリスト教のアイデアの神様は、クリスチャンにだけの神様じゃない。全ての人の神様だし、その人が自分の人生の生き方を自分で選んでやってるんやから、それは神様は認めてくれるだろうっていうふうにも思うから。

昔のクリスチャンの考え方は、とにかく洗礼を受けなかったら天国行けないっていうアイデア強かったから、何が何でもこの人のために洗礼を授けるんだっていう。（略）今は、もう教会も公に、（略）洗礼を受けてない人が救われないなんてことはないからっていうことははっきり言ってるのでね。（略）神様だったら、洗礼以外の方法でその人を天国に入れるっていうようなのできるはずだって。〔それが〕最近のカトリックの教えだから。

洗礼を受けてない人が救われないなんて言うことはないと、カトリック教会が公式に表明しているということを強調している[5]。

シスターC

・私を神様が使ってくださっているんだという生きがい

シスターCは、キリスト教を強制するようなことはないけれども、チャプレンAともチャプレンBとも異なるようだ。彼女の中では、信じるのであれば、自分はクリスチャンの道が、自信をもっておすすめできる、という静かな確信を率直に提示することを選択していると考えられる。洗礼という選択をご本人が許容できるのなら、それを推奨したい。そのような姿勢を保ち続ける根拠として、彼女は、祈り働きながら病院の環境を支える一人となることに「やりがい」を覚えると語る。そして彼女が非信者である患者や家族に奉仕することが彼らのなんらかの「支え」になっているとしたら、それは彼女の力ではなく、神様がしてくださっているという確信であり、「生きがい」である。

C：患者さんとか老健の高齢者とか、家族も含めて（略）一言「お祈りしてますね」って、「何もできないので、お祈りはできるので、お祈りさせていただきますね」っていうこと、そういうことがいかに多くの方の助けになってるか、力になってるかっていうのをよく感じるんです。だから、なおさら、やっぱりきっちり約束は守ろうと思って、お祈りをするということにつながるんですけども。（略）それがやりがいです。しがいというか、いただいてる……。

「シスターがあのときああ言ってくださったので、私は力をいただきました」とか、「前に進めまし

（5）　カトリック教会は第二バチカン公会議（一九六二―一九六五）において、「教会の外に救いなし」とする排他主義を脱し、包括主義の立場に立ち、他宗教信者への神の救いの可能性を示唆した。

た」とか、それから、「お母さんのこともちょっと優しい思いで、見ることができたんです」とか、そういうことをたびたび聞くので。それは私が人格的にいい人だからとかなんではなくて、私自身は本当、神様にいただいて、神様と一緒に仕事をしてると思っているので、神様がしてくださってるともう心から思ってるんです。それが、本当に私を神様が使ってくださっているんだという生きがいです。

7　信仰を求める人との関わり

とはいえ、チャプレンA、チャプレンBともに、患者本人の希望に沿って洗礼を授けることはある。また、少数ながらも「キリスト教の病院だから」といって入院してくる信者の患者に対しては、宗教的ケアを行っている。シスターCが洗礼の依頼を神父に取り次ぐ姿勢はこれまで通り一貫している。宗教的儀式の執行を非常に重視している姿勢も見て取れる。彼らが信者といかに関わっているかを見ていく。

チャプレンA

・宗教的なことを言わなくても「洗礼を受けたい」と言ってくる患者

チャプレンから洗礼を勧めたりすることはないが、何を言わなくても信仰を求めてくる患者がいるという。

A：一切宗教的なことを言わなくても「洗礼受けたい」と患者さんのほうから言ってくる方が多い

んです。

ただし、その中には「キリスト教の病院だから」「ここのお墓に入りたいから」といった理由が背後にある場合もあり、そこは慎重に吟味しながら、本当に洗礼を望んでいる場合に、行うと語っている。

Ａ：ほんとにその方が洗礼を希望してるのか、洗礼受けることで何か他のことを求めておられるのかっていうのを見抜いて、「いや、ここのお墓入りたいから洗礼受けないといけない、あるいは申し訳ないから」とかおっしゃる方もおられるから、「いや、受けなくていいですよ」。最初お断りしてても、なんか途中でやっぱ変わって、「いや、ああ言ってましたけど、それとは別に洗礼を受けたい」とかいうふうに変わった方とかには洗礼します。

ただ、「布教伝道をしたい」という意識で洗礼を施すわけではないため、洗礼を受けてもらったという結果を喜ぶわけではない。そうではなく、当該患者が喜んでいる、変わっていく姿が喜びであるという。

Ａ：洗礼を受けてもらったら、「おめでとうございます」とかクリスチャンの方喜んで〔いることが多いですが、自分には〕、あんな喜びは実はなくって。それよりもその方の喜びというか変わっていくところに喜び（略）。だから、逆に言うとそれ〔洗礼〕がなくったって、その方がほんとに死を前に人生全うしていく、なんか穏やかなと言いますか、何かその人らしく生きてる姿見るのがうれしいと思う。

・ヌミノースはすごく大事にしています

チャプレンAの「相手の大事にしているものを大事にしたい」という意識は、信者に対しても貫かれている。クリスマスなどのイベントで仮装をしたりすることを看護師に求められることもあるが、それは信者の持つ牧師イメージを壊してしまうために頑として断っているという。そこで大事にしているものについて、以下のように語っている。

A：ヌミノース(6)は私すごく大事にしていってるとこで、これ宗教者として関わるときに、あるいは私をあがめ奉るような感じで、最初は牧師さまみたいになる人にはもうそれを大事にしていくようにしていってます。

信者の求めに牧師として応じること、信仰を深めていくための手助けをすることもやはりチャプレンの大事な使命である。

A：こちらが立派な牧師とか素晴らしい雰囲気を出してるからじゃなくて、患者さんのほうが自分の中にあるそういう牧師像っていうのを見たり、神、自分を通して神を見ていこうとするそこのヌミノース体験っていうのを、やっぱりこちらは応えていくっていうのも、チャプレンの大事な仕事かなと。だから、それを極力壊さないで、むしろそこを増幅させていけるような形、それがやっぱりその方にとって死んでいく力とか、死を超越していけるものにつながっていくから、大事なスピリチュアルケアかなと思います。

チャプレンB

・本人が望めば洗礼する

チャプレンBも、本人が拒否している場合や本人の意思がわからない場合は絶対に洗礼はしないと言いつつ、本人の要望があれば、もちろん洗礼を授けている。以下のような事例を挙げた。

B：奥さんの気持ち強かって、ほんでも、旦那は嫌って。（略）ノーだったんで、はっきりと。私も、その本人にも「あなたが『はい』って言わない限りは、私は授けませんよ」というような言い方でしてたんです。その人がだいぶ悪うなって、奥さんが「『洗礼授けてほしい』言うてます」言うから、私もまた半信半疑で、本人に聞いたら、「はい」いうて言ったんで、授けたことがありますけどね。

（6）神学者ルドルフ・オットーが『聖なるもの』（二〇一〇）において強調した、神聖なものが人間に出会うときに感じられる、こちらを圧倒するような、畏れつつしむ体験の中核にあるものを「ヌミノース」という。恐怖ではなく、神聖すぎて、また相手との差がありすぎて人がひれ伏さざるをえないようなものの属性を指す。ここでのチャプレンの言及は、自然に尊敬せずにはいられない、チャプレンの姿からキリスト教の崇高さを想起するような、品格を指すと想像される。

また、キリスト教の病院であるということで入院してくる患者の中には、非信者であっても洗礼を望んでいることがあるという。

B：前から洗礼の話が出てたような人が入院したようなときには、やっぱりこういうホスピスに入院したから、もう今のうちに洗礼をお願いしますっていうのもありますね。

洗礼の意味について、以下のように語っている。

B：洗礼の意味は、この世で生きていくときの生き方の1つの道として、その洗礼が非常に大切なんでね。もうこの世でだから生きていく自分の指針として役に立つんなら、それは非常に役に立つことだけども、亡くなる前に洗礼を受けなんだら、天国に行けないとか、そんな考え方での洗礼っていうのは、だから、あんまり考えてないから。

いかに患者の「生きること」を支えるかに洗礼の意味があり、天国にゆけるように洗礼をしなければならない、などという考え方はしないという。

・クリスチャンだったら当然、親しみ、身近さを感じますまた、クリスチャンの信者に対しては、聖書の話をするし、やはりクリスチャンであるということで親しみを感じてもらえるのは当然のことと語っている。相手の信仰や価値観に応じての関わりをしていることが確認される。

B：私、部屋に行って、私が聖書読むことはないもん。（略）だけど、ほんと本人が聖書を持ってきて、読んでる人はいるんですよ。そんなときは、もちろんその聖書がそこにあったりしたら、もちろんそんな話はします（略）カトリック、プロテスタント関係なく、クリスチャンだったら、（略）やっぱりそれはそれなりの親しみ、身近さを感じます、当然。

シスターC

・共に祈る

チャプレンAとBと異なり、シスターCは、信者との関わりにおいて、留保や判断停止を前提とした態度はとらない。ごく自然に、同胞としてのふるまいになる。

C：信者さんはお祈り、共通のお祈りっていうのがあるんです。そういうのを一緒にするっていうのはすごく喜びますね。共通のお祈り。主の祈りとか、アベマリアのお祈りとか。

・宗教的儀式の執行

シスターCについて、もう一つ付け加えるべきことは、彼女の活動の中で、病院での宗教的儀式の準備と遂行ということが大きな位置を占めていることだ。五月に聖母祭、一〇月にロザリオの月、二月に世界病者の日のお祈り[7]、毎週日曜日のミサ、さらには病者の塗油[8]といった儀式の執行がある。その用意をし、ともにお祈りをしている。毎週のミサについては、以下のように語っている。

C：あとは毎週日曜日のミサです。全部で、おととし〔の出席者〕は三〇人ぐらいです、平均[9]。車椅子とかいろんな方いらっしゃって、送り迎えしたり、ミサの用意を。〔ミサの出席者は入院患者と老健の利用者さんに加えて〕あと、ご近所の方ね。どうしてもちょっと重病を患ってて、（略）自分の教会行くと、立ったり座ったりがあるとか、お説教が長い〔のがしんどい方が来られる〕。ミサには行きたいけども、という方が、車でここまで来られたり。

チャプレンAとBは、病院の中でイニシアチブをとって自身で判断をしていくことを重視しているのに対し、シスターCは組織の中にあってなじみ、流れにさしさわりのないよう意識している。このようなシスターCの姿勢について補足しておきたい。

シスターCは、修道会が求めるままに、最初は管理栄養士として病院の厨房で勤めた。そして、ホスピスを作りパストラルケアを行う方針が定まったら病棟での傾聴に徹した。さらに、専従する神父が赴任したら、その神父に一線をゆだねてサポートに回った。病院や修道会や教区の方針の変更で、徹底して取り組んできた場所から異動したり、それまでやってきたことを譲ったり。このような「私心を捨てる」姿勢は、もっと若い世代（たとえば、本書の著者たちの世代以降）では、たとえ熱心な宗教者であっても、抵抗があるかもしれない。シスターCのなかでは、病院や修道会や教区という組織の中にあって、その要請を柔軟に受けとめ、神父や職員や患者や家族の欲するものを察して提示し、「それしかない」自身の持ち物である信仰についても〔強制ではなく〕語ることは、自身が神様に使われることを誓願した原点の思いを、何度も解釈し直しながら継続しているということなのだろう。

シスターCの後を引き継いで患者さんたちのパストラルケアを行うようになった神父との関係を示す一場面を引いておきたい。シスターCが洗礼や傾聴を神父に任せていることを察し、神父から、「手伝いを求めて」という形をとって声をかけてくれることが多いという。シスターCが、信者の間でも奉仕をする人であり続けることを好み、そう思われることを好むのを踏まえての、この神父の配慮と感じられる。彼女はその配慮を感謝しながら受け取っている。

C：〔神父は〕草を刈ったり、暇、時間があったら、何かをしてくださる。その代わり、私たちも、

（7）フランスのルルドにおいて、重病に苦しむベルナデッタという少女の祈りに応えて聖母マリアが顕現したとされる二月一一日。
（8）「病者の塗油」は、カトリックで尊重されている「七つの秘跡」の一つで、かつては臨終に際する「終油」であった。臨終のイメージが強いのを見直し、快癒を祈る儀式として名称と位置づけが改められた。
（9）シスターCは克明に記録をとっており、それを参照したため〔おとしの〕数字が言及されている。

「今日は、僕は五時から時間があるので、あそこの草を取るんだ」って、「でも、一人じゃちょっとなあ」とか言って〔誘ってくださる〕。

三人のチャプレンの「信仰の深浅」は、ここまで見た言動でははかりがたいと思われる。非信者と関わるにあたってとる姿勢は、信仰の単純な希薄化ではすまない。信仰者としての姿勢は信者からも非信者からも自身からも問われるだろう。具体的な状況に即して信仰が問われ、なおかつ信仰世界のロジックに甘んじない、外部の人間を納得させるかの他流試合にさらされながら、三人三様の答えを出してきたのであろう。

三　まとめ

以上、布教伝道を第一目的としない三名のチャプレンの語りから、非信者へのケアとそれを支える信仰のありようを検討した。いずれの病院でも「布教伝道をしてはならない」と決められているわけではない。それぞれの信念に沿って、相手の大事にしているものを大事にし、相手がいかに癒されるか、いかに最期の時を生ききることができるかを考えて関わっていた。それが本人の癒しになるのであれば葬儀をし、本人の生きる支えになるのであれば洗礼を授ける。しかし、それが本人の意思に沿わないものであれば、布教伝道の機会であっても行わないという点では、三人とも共通していた。

それは「倫理規定で禁止されているから」「現代日本社会では認められないから」布教伝道を控えるの

ではなく、自らの信念、信仰に支えられてのものである。「救われる人と救われない人がいたらおかしい」「キリスト教にならなくても神様は救ってくださる」という確信がチャプレンAとBらの活動を支えている。シスターCにおいては、にもかかわらずキリスト教がよいものであると感じる自身の確信が土台になる。丁寧な関わりを通して相手のニーズを注意深く聴き取る。人間同士の関わり合い、存在そのもので寄り添っていくことにより相手の方になんらかの癒しや心の平安がもたらされることを願い、関わっていく。そして宗教的なニーズが発せられれば、それに応じていく。そうした宗教的ケアですら、「布教伝道の機会」と捉えるのではなく、「相手の大事にしているものを大事にしたい」「相手の生を支えたい」という意識で行われるものであった。

「信仰を押し付けない」という価値観が、外から与えられたものを遵守するということではなく、宗教者自身の信仰に基づいて内から湧き上がってくるものであるとき、そこに信頼関係が生まれ、結果として洗礼を受けることを望む患者が現れたり、葬儀の執行を願う患者が現れたりし、時に自然な形での宗教的ケアもなされていることが見て取れた。

三人のチャプレンの比較からは、チャプレンの思想的背景をもつか、男性か女性か、世代は、教育や職務の経験は……これらの影響を受け、チャプレンはそれぞれ考え方が多様であろうことが察せられる。その背景とそれぞれのチャプレンの考えを紐付けて検討することは、今回の目的ではなかったので、行っていない。

なお、本研究で取り上げたチャプレンは、決してチャプレンの典型的・代表的な例ではなく、三名の個別の事例に過ぎない。全てのチャプレンがこのような姿勢で活動しているわけではない。とはいえ、臨床宗教師等、病院で活動する宗教者が注目を浴びる昨今において、いかに非信者に関わるのか、多くの意義深い示唆を含んでいると思われる。

参考文献

板井正斉、葛西賢太「橋を架け絆を強めるケア」葛西賢太、板井正斉編『ケアとしての宗教』明石書店、二〇一三年、一八—三九頁
オットー，ルドルフ、久松英二訳『聖なるもの』岩波書店、二〇一〇年（原著一九一七年）
清田直人、池永昌之「宗教的援助を含むスピリチュアルケアについて考える」『死の臨床』二八巻一号、二〇〇五年、六三—六五頁
柴田実「患者のスピリチュアルニーズとはなにか—がん治療から緩和ケアへの移行過程にある患者の事例を通して—」『聖路加国際大学紀要』三巻、二〇一七年、二五—三三頁
柴田実、深谷美枝『病院チャプレンによるスピリチュアルケア—宗教専門職の語りから学ぶ臨床実践—』三輪書店、二〇一一年
文化庁宗務課「宗教統計調査結果」（令和元年十二月三一日現在）文化庁、二〇一九年（https://www.bunka.go.jp/tokei_hakusho_shuppan/tokeichosa/shumu/index.html、二〇二一年四月一日参照）
山本佳世子「『非宗教者』によるスピリチュアルケアにおける『祈り』」『宗教研究』九〇巻一号、二〇一六年、九九—一二三頁

第3章　ビハーラ僧による多様な宗教的ケアをめぐって
——あそかビハーラ病院の事例から

打本弘祐

一　はじめに

ビハーラとは、真宗大谷派僧侶である田宮仁によって一九八五年に提唱された「仏教を基盤としたターミナルケア施設の呼称」である。現在では、田宮の提唱したビハーラは狭義とされ、ビハーラを冠した活動は医療全般および高齢者福祉を中心とした社会福祉活動までの広義、さらに青少年育成やいのちの教育、近年では子育て支援にまで拡大した最広義の活動に分類されている。また、活動主体別に見れば、提唱者の田宮が打ち出した超宗派の仏教者によるビハーラ活動（超宗派型ビハーラ）と、浄土真宗本願寺派（以下、本願寺派）に代表されるように、一宗派の教義的な裏付けを持った活動理念と組織化された活動体制を有した教団主導型ビハーラがある。加えて、近年ではそれらの間に位置づけられるような中間型ビハーラがある（谷山二〇〇五、打本二〇二〇）。

なかでも教団主導型ビハーラを代表する本願寺派のビハーラ活動の歴史において、大きな到達点が二〇〇八年四月の独立型緩和ケア病棟あそかビハーラ病院（以下、あそかと略す。なお、当時はあそかビハーラクリニック）を含むビハーラ総合施設（京都府城陽市）の開設であった。京都市内から国道二四号線を南に下り、天井川である長谷川の下をくぐる短いトンネルを抜けると左手に施設群が現われる。そこがビハーラ総合施設である。設立当時と異なり、現在は国道沿いに瓦葺きの白壁の門が建てられ、寺院的な趣が増した印象を受ける。門を抜けると、奥に建つ特別養護老人ホームビハーラ本願寺へ続く直線路があり、その右手側に暖色系に彩られたあそかが建っている。病院の外来入り口を右手に見ながら病棟内に入る玄関を抜け、すぐ左側の両引き戸を開くと本願寺派の本尊である阿弥陀仏の絵像を安置したビハーラホールと呼ばれる仏堂に入ることができる。設立以来、仏堂の管理や勤行、患者・家族や医療スタッフのケアのために、本願寺派の僧籍を有したビハーラ僧と呼ばれる僧侶が勤務している。

あそかの設立時、本願寺派ではビハーラ僧に関する規定や役割が明確に示されていなかった。しかし現在では、本願寺派におけるビハーラ僧とは「ビハーラ総合施設などの医療福祉機関において、ビハーラ活動の理念に基づき、医師、看護師、介護士などと協動して、患者や施設利用者の苦悩と悲嘆に寄り添う臨床を専門とする僧侶のことを指す」（ビハーラ活動推進委員会二〇二〇：七六）と定義されるようになった。

本章では、このあそかに勤務するビハーラ僧への聞き取り調査にもとづき、まずビハーラ僧の活動状況を述べる。次に、他の宗教宗派を信仰する患者や家族を含めた非信者に対するビハーラ僧の基本的な姿勢や、仏堂を中心とした宗教的ケアおよび他宗派／他宗教信者へ提供している多様な宗教的ケアの事例報告および考察を行う。

なお、本研究における非信者とは、特定宗教の信仰を有していない者と、ビハーラ僧からみて他宗派／他宗教を信仰している者の両者を意味している。文脈に即して他宗派あるいは他宗教の信者などと明示する。

二　先行研究について

まず、あそかのビハーラ僧に関する研究を概観しておく。あそかの初代ビハーラ僧であった筆者は、あそか着任以前に勤務した慶徳会常清の里でのビハーラ僧経験、研修先であった長岡西病院ビハーラ病棟のビハーラ僧（当時：森田敬史）および日本バプテスト連盟医療団日本バプテスト病院のチャプレン（当時：浜本京子）らの姿、さらに米国チャプレンを参考に、一宗派の信者獲得のための布教活動ではなく、宗教協力や非信者への基本的態度および他宗教信者への宗教的ケアを含めたビハーラ僧モデルを提示した（打本二〇〇九、二〇一七a）。また、筆者の後を引き継いだ花岡尚樹は、豊富な実践経験を元に、あそかの仏堂の意義および臨床現場における宗教的ケアの事例を報告している（花岡二〇一二）。これらはビハーラ僧経験者による参与観察に基づく研究として位置づけられる。

非ビハーラ僧経験者による研究としては、福永憲子と日高悠登の研究がある。福永は、あそかのフィールドワークを行い、特にお別れ会や年中行事など宗教儀礼を中心とした宗教的ケアを考察し、さらに長岡西病院ビハーラ病棟との比較検討を行なっている（福永二〇一五）。また日高による論考は、キリスト教系ホスピス（淀川キリスト教病院ホスピス病棟・在宅ホスピスきぼうの家）およびビハーラ病棟（長岡西病院ビハーラ病棟・あそか）で活動する宗教者へインタビュー調査を行い、各病院における宗教者の実態およびキリスト教系ホスピスとビハーラ病棟の比較検討を行なっている（日高二〇一六）。日高の研究は調査方法としてグループインタビューを採用しており、本章のような個別の聞き取り調査を行っていない。

以上のように、先行研究を踏まえた本研究の独自性は、①ビハーラ僧経験を有した研究者である筆者によるあそかのビハーラ僧への個別の聞き取り調査、②非信者への宗教的ケアに着目したという二つの点にある。

三　調査概要ならびに分析方法

あそかでは、非常勤ビハーラ僧、臨床宗教師研修の研修生や本願寺派ビハーラ僧研修の研修生、他宗派の僧籍を有したボランティアなど、複数の宗教者が多様な形態で活動している。その中から、日々刻々と変化する患者の状態に他職種と協動して継続的に対応している経験豊かな宗教者として、ビハーラ室に所属し、勤続年数が三年を超える常勤ビハーラ僧三名を調査対象者として選定した。

三名の調査対象者の基本情報を述べておくと、調査対象者は二〇歳代から四〇歳代の男性であり、ビハーラ僧経験年数は三年から一〇年超である。本願寺派内の立場として、全員が本願寺派の教師の資格を有しており、うち二名は布教専門職である布教使にも任用されている。また三名とも（一社）日本臨床宗教師会が認める「認定臨床宗教師」の有資格者であった。以下、三名をそれぞれビハーラ僧Ａ、Ｂ、Ｃと記号化して記載する。

調査方法として、調査対象者に対して半構造化面接を行った（調査期間は二〇一九年一二月から二〇二〇年三月）。各調査対象者への面接時間は六四分から一一五分であり、平均八九分であった。うち一名の面接は、病棟内の緊急対応のため一時中断したが、中断した時間は面接時間に含めていない。面接場所については、調査対象者の意向により病院内のプライバシーが保たれる個室を選定した。

面接時に、調査対象者の許可を得てICレコーダーで会話を録音し、適宜筆記による記録を行なった。インタビュー項目は、大項目として①調査対象者の属性、②ビハーラ僧となった経緯、③実際の活動、④課題とし、各項目についてさらに中・小項目を立てて行った。面接で得られた会話内容は全て逐語録に起こし、テーマ的ナラティヴ分析を行なった（リースマン二〇一四）。なお、筆者はあそかでの勤務経験があり、現在は教員としてあそかが実習先となっている臨床宗教師研修を担当していることから、逐語録の分析内容を共同研究者らと研究会で検討するなど、分析に偏りが生じないよう配慮した。

四　ビハーラ僧の活動状況

逐語録の分析に基づいたビハーラ僧の活動は、おおよそ日常的な活動と不定期の活動に大別される。まず日常的な活動を時系列で示すと、朝の勤行（読経のみ）に始まり、朝礼、夜勤帯看護師からの申し送り、僧侶間の調整、居室訪問、環境整備、午後からの医療カンファレンス、勤行（読経と法話）、電子カルテ入力、僧侶間の情報共有となる。他職種との情報共有は「基本はやっぱカンファレンス」であり「もちろん口頭」とビハーラ僧Cが語るように、電子カルテへの記録よりもカンファレンスなどの口頭によるコミュニケーションが重視されている。それはビハーラ僧の間でも同様である。

続いて、不定期の活動としてはお別れ会、看護師の補助、医師のインフォームドコンセント同席、見学者対応、研修指導（研修医、医学生、看護学生、臨床宗教師研修生、一般学生など）、患者の子どものケアがある。患者のニーズに合わせたイベントの企画開催が多く、花見、梅見、冬のイルミネーション鑑賞、ひな祭り、七夕などの季節行事、患者の家族の仏式結婚式、患者の撮影した写真展、映画やライブ映像鑑賞、音楽鑑賞、院外の散歩への付き添い、誕生日会など多彩である。これらは患者の希望よって行われるものが多く、ニーズにとことん応じていく姿勢が見られる。稀に夜間のオンコール対応も行なっている。

この他、経験年数の長いビハーラ僧は、管理業務および安全管理委員会や倫理委員会など院内の各種委員を担う他、院外において一般市民や医療系／仏教系大学の学生および教団関係者を対象とした講義・講演などの教育活動も行なっている。

活動状況から、あそかのビハーラ僧の役割として、宗教的ケアとしての朝夕の勤行がまず目にとまる。しかし、ビハーラ僧の認識は異なる。ビハーラ僧Ｃはあそかのビハーラ僧の「特徴は患者さんの要望に応じて日常生活のサポート」であると語る。それが先に見た不定期な活動の多彩さにつながっている。また、環境整備や居室訪問といった日常的な関わりに重きが置かれている。後述するように、それらの活動を通して、ビハーラ僧と接する患者や家族の持っていた宗教者像が変化していく。

五　ビハーラ僧の基本姿勢

では患者や家族の捉える宗教者像の変化は、どのような関わりによって生じてくるのだろうか。まず、ビハーラ僧の存在は、患者や家族が入院前の外来受診時や院内見学を行なう際に、外来担当看護師によって伝えられる。また病院ホームページはもちろん、病室内に備え付けられた院内案内のファイルにもビハーラ僧の紹介が掲載されている。患者や家族はこうした看護師の関わりやお知らせによってビハーラ僧を知ることになる。その他に、ビハーラ僧が入院前に緩和ケア外来の受診で訪れる患者の院内見学を担当する場合や、入院時に患者の荷物運びを手伝う際に最初の接点が生まれることもある。

ビハーラ僧は患者の入院当日の午後に全ての入院患者を訪問している。その際、ビハーラ僧は、訪室の希望や朝夕の「お参り」への参加希望を確認している。全ての入院患者がビハーラ僧を受け入れる訳ではなく拒否する場合もあるという。だが、次のビハーラ僧Aの語りのように、最初は患者側がビハーラ僧の訪問を拒否していても徐々に気持ちが変化していく場合がある。

A：なんで嫌なのかとか、そういうところが分かれば、情報を共有しながら、という形ですね、はい。なかには宗教を押しつけられるんじゃないかという、ちょっと、お考えで最初おられて嫌だっておっしゃってたけれども、会ってみたら、あ、そうではなかったんだということで、「どうぞ、どうぞ」と言われる方もおられます。宗教、宗派が違うから、特に話すことはないと最初は思っておられた方が全然違うお話をしてたら、「あー、それやったら来て、来て」というようなケースもあったりします。

この語りに見られるように、患者側の宗教の押しつけへの忌避感や宗教宗派の相違による拒否感から、ビハーラ僧の訪問を断わる患者がいることが分かる。しかし、居室訪問や環境整備などを行なうビハーラ僧との関わりを通して、患者側のそれまでの人生で形成されてきた、宗教者によって「宗教を押しつけられる」イメージや、自身が信仰する宗教宗派との違いに起因する拒否感は払拭され、徐々に距離感が縮まり、信頼関係が形成されるようになる。そして日常会話などから自然と宗教的なことがらが吐露されるようになる。ビハーラ僧は患者と接する環境整備や居室訪問といった日常的な活動を重視し、その中で宗教的なことがらを丁寧に「拾う」ように意識して活動している。ビハーラ僧Bが「もちろん患者さんの求めに合ってから」と語るように、後述する個別かつ具体的な宗教的ケアへとつながる契機が日常的な活動に内包されている[1]。

入院患者やその家族の中で「浄土真宗の方と出会った記憶の方が少ない」とビハーラ僧Bが語るように、病院が設立されている地域やその周辺は本願寺派の信者が少なく、入院患者も同様の傾向にある。そのためビハーラ僧は必然的に非信者への対応が多くなる。ビハーラ僧Aは「同じ宗教、宗派だから対応を変えるというのは特にはしていない」と述べ、ビハーラ僧Cが「患者あるいは家族の宗教属性によって何かわれわれとの関わりで変わるものってそんなに感じない」と語るように、ビハーラ僧には患者の信仰の有無や宗教宗派が同じであってもまた違っていても、対応を変えようとする意識は見られない。非信者に対して布教しようということも意識されていない[2]。むしろ患者の特定の信仰を持つ／持たないという意思を尊重する姿勢で対応している。

では、ビハーラ僧の他宗派／他宗教信者の患者に対する姿勢はどうだろうか。もう少し具体的にそれぞれの語りを取り上げて確認しておこう。

Ａ：その方その方が信仰されているのを、基本的に尊重する姿勢を大切にしてまして。お部屋の中でほかの仲間の信者さんと一緒に何か唱えておられたりとか、お祈りをされてたりとか、そういうときには、介入せずに、その時間を大事にしていただくとか。

Ｂ：相手の方が違う宗教であっても、その方の信仰をそのまま聞かせていただく。肯定も否定もしないですけれども、そのままに聞かしていただいて反復していく中で、すごくホッとされた。

Ｃ：こちらも一応宗派聞くようにはしてるんです。で、なんで宗派聞くかって言ったら、下手にこっちの宗教を押しつけないようにするためにも相手の宗教が何であるかというのは一度確認しといた

（１）　このような関わりは、清田直人らによる宗教的援助を含むスピリチュアルケアのプロセスと重なるところがある（清田・池永二〇〇五）。

（２）　ビハーラ提唱者の田宮仁は、「一宗派による布教教宣活動」に見えることを理由に教団主導型のビハーラ活動全般を批判している。あそかの場合も、設立母体となった本願寺派の知名度の高さや、常勤のビハーラ僧が本願寺派僧侶で占められていることが、広い意味で「社会的な伝道」につながっており、田宮の批判対象にあたる。しかし、今回の調査によって明らかなように、あそかのビハーラ僧の活動の目的は信者獲得にあるのではなく、患者の意思の実現にある。特に他宗教の患者の信仰を支える宗教的ケアを実践している点は、実は田宮が理想としたビハーラ僧像に近い。筆者は、その点も含めた田宮への応答を別稿で論じている（打本二〇二一）。

ほうがいいので。相手の宗教を尊重する意味でも確認はしますね。

これらの語りに見られるように、経験年数に関わらず三名とも他宗派／他宗教信者の患者が持つ信仰を尊重する姿勢を保っている。それにはビハーラ僧Ａのように他宗派／他宗教信者の患者が実施している宗教儀礼の見守りや、ビハーラ僧Ｃの「下手にこっちの宗教を押しつけない」ことも含まれる。また、ビハーラ僧Ｃの語りに見られるように、「相手の宗教を尊重する意味」で他宗派／他宗教信者の患者や家族の宗派・宗教の確認が意識的に行われている。

そのようなビハーラ僧の姿勢は、新宗教信者の患者にも好印象を持たれているようだ。ビハーラ僧Ｂは新宗教信者の患者に関する語りの中で、「普通の人にこういう話をすると嫌がられるんだけど、それをまさか他の宗派のお坊さんが大切にしてくれるとは思わなかったというふうに言われたことはありますね」と語る。一般社会では語りにくく「嫌がられる」宗教的な話を、他宗教の権威的存在であるビハーラ僧が尊重して聞く姿勢が、新宗教信者の患者にとって意外性をもって好意的に受け止められている。

このような他宗派／他宗教信者の信仰について聞く場合、先にビハーラ僧Ｂは「違う宗教であっても、その方の信仰をそのまま聞かせていただく」と言い、肯定や否定もせずに反復すると述べていたが、何か注意して相手の信仰の語りを聞くことはないのだろうか。それについてビハーラ僧Ａは次のように語っている。

Ａ：教義の共通点、こういうところは似たのが、似たような考えがやっぱありますよね、とか。そういうお話はあったりするんですけど、なんかこう、違う部分をあえてこっちからあんまりお話することってあんまりないなと今思いました。相手にとってこう、批判的に聞こえても、それ、まずいかなというところがあるからと思いますけど。

ビハーラ僧Aは相手の信仰の語りをそのまま頷いて聞くばかりではないようだ。意図せず批判的に聞こえてしまわぬよう教義的に「違う部分」は話題にせず、相手の宗教と自宗教の「教義の共通点」を話題にするという。このビハーラ僧Aの語りには、他宗派／他宗教信者の信仰の語りを聞く際のビハーラ僧Aの姿勢が現れていると言える。

先に挙げたビハーラ僧Bのように「相手の信仰をそのまま」「否定も肯定もしない」で聞く姿勢を静的な姿勢とするならば、Aのような他宗派／他宗教信者への関わりは動的な姿勢である。この動的な姿勢は、柴田実・深谷美枝の調査が明らかにしたキリスト教の病院チャプレンらの「受け身の踏み込み」や「患者から求められたときに、信仰の提示に応じていくというスタイル」と同じ姿勢がビハーラ僧にも見られると言って良いだろう（柴田・深谷二〇一一：一八〇）。相手に合わせて、時に静的に、時に動的に関わる姿勢が、他宗派／他宗教信者の大切な信仰の語りの言葉を巧みに拾う。その結果、信仰を「生き生き」と語る患者像が立ち現れる。それが同じくビハーラ僧Aの次の語りから見えてくる。

Ａ：相手がほんとに大切に、大切にされてることなので、その方も生き生きと話してくださいますし。あとは、それをこう、信仰される奥にある思いというのを、そういう深いところを話してくださる。こちらがたぶん何も触れなければ、何も出てこなかったかなというような感じがするんですけど、宗教の話を、信仰の話を聞いてたら、子ども、わが子がちょっと病気が大変やった時期に信仰を始めたとか。そういうのを話してくださったりとか。そういうケースがありました。

このように他宗派／他宗教信者の患者は、ビハーラ僧へ「生き生き」と「信仰される奥にある思い」や「深いところ」、時には入信経緯を語ると言う。患者の信仰とビハーラ僧との信仰の違いが対立関係にならないよう配慮しながら、信仰そのものの重要性を深く理解しているビハーラ僧が、死を前にした患者の信仰の話題に「触れる」からこそ、信仰を軸とした患者が「生き生き」と語れるのだろう。

総じて、宗教者であるビハーラ僧が、患者の（信仰しないことも含めた）信仰を尊重する基本姿勢を保って院内にいるということが、世俗化した医療の中であっても、宗教的なことがらを語れる雰囲気を醸し出し、患者に安心感をもたらしているのだろう。そうした中で患者の信仰の語りとビハーラ僧の応答がなされる。それがビハーラ僧と他宗派／他宗教信者の患者という異宗教間であっても、ビハーラ僧が宗教者として相手の信仰の語りを聞くことに大きな意義がある。かつて筆者は「語る側の患者自身が自らの宗教に基づく死生観や宗教的世界観を明確化する働きをなし、結果として患者自身が自らの信仰を見つめ直す契機を作ることになり、それもまた宗教的ケア（打本二〇一一：二六四）」と述べたが、まさにビハーラ僧の実践としてそのような宗教的ケアが行われている。

六　仏堂を中心とした宗教的ケア

冒頭で触れたあそかの仏堂には、基本的に患者はいつでも入ることができる。本願寺派の一般寺院の本堂と同様に、中央に本尊である阿弥陀仏の絵像が安置してある。後述するように、そこは勤行を中心とした宗教的ケアが行なわれる場所である。だが同時に、スピリチュアルケアの場でもあり、その意味で二重性を帯びている。スピリチュアルケアの側面から言えば、仏堂が患者のために実に様々な催しが行なわれる場所であるという点である。ビハーラ僧Cが「病院の（僧侶の）特徴は患者さんの要望に応じて日常生活のサポート」を行うことであると語るように、仏堂は患者の様々な要望に応じて「写真展、映画やライブ映像鑑賞、音楽鑑賞」や患者の「家族の結婚式」などが開催される場所でもある。それらの機会を通して、死を前にした患者が自らの人生を振り返り、生きる／生きてきた意味を（再）確認する。また、参加する患者の家族のケアにも繋がる。そのような意味で仏堂は、信者／非信者を問わず患者のスピリチュアルケアの場所となる。

すでに福永憲子が「礼拝堂や仏堂は、存在するだけで宗教的ケアになる」と論じているように、ビハーラ僧が介さずとも、宗教的存在である阿弥陀仏の絵像がかかった仏堂という空間そのものが直接患者への宗教的ケアになっている。では、ビハーラ僧は仏堂での宗教的ケアをどのように捉えているのだろうか。ここではビハーラ僧の宗教儀礼である仏堂での勤行（あそかでは「お参り」と呼ばれているため、以下「お参り」と記す）を中心にみていきたい。

まず「お参り」の形態と参加者を確認しておこう。あそかのビハーラ僧は、病院内の仏堂において本願寺派の作法による朝夕の「お参り」を行なっている。「お参り」では、朝は読経のみ、夕方は読経と法話が執り行われる。ビハーラ僧は日常的に作務衣を着用して活動している（上衣は夏期のみポロシャツ）。だが、この仏堂での「お参り」の時のみ本願寺派の宗教的衣裳（布袍《ふほう》・輪袈裟《わげさ》）を身に纏い、念珠を持つ。「お参り」の参加者は主に患者や家族である。その他、病院スタッフ、ボランティア、各種実習生が参加する場合もあり、稀に患者の遺族が月命日などの機会に来院して参加している。患者は椅子に座ることもあるが、状態に応じて車椅子やベッド上に臥床している状態で参加することもある。いずれも自室から仏堂までの移動をビハーラ僧が中心となり看護師らと共に行なっている。患者や家族の希望に応じて病室で個別の「お参り」も行なわれる。その場合は携帯用の小型の阿弥陀仏絵像を部屋に掛け、一時的に宗教的な空間を設えて「お参り」が行なわれる。ビハーラ僧は参加者に対して、お布施などの費用を求めることは決してない。

次のビハーラ僧Cの語りのように、患者や家族の「お参り」への参加／不参加の意思確認は主にビハーラ僧によって行われる。

C：やっぱわれわれの日常の業務のことはお伝えももちろんしますね。朝と夕方とお参りがあるので、参加されますか、どうですか、というのはもちろん確認しますし。で、普段、家でのそういう宗教的な、どういうふうな宗教的なものをベースに過ごされていたかとか。例えばお仏壇に手を合わせてはったのかどうかとか。そういったことは一度患者さんには尋ねるようにはしてますね。

この語りから分かるように、「お参り」への参加は信者や非信者を問わずあくまでも患者の意思が尊重される。いかなる患者・家族に対しても、ビハーラ僧は「お参り」への参加を強制しない。患者や家族の「お参り」への参加／不参加の選択権は、あくまでも患者やその家族にあるからだ。それは相手が本願寺派の信者でも同様である。たとえビハーラ僧と同じ宗派の患者であったとしても、信仰の度合いや宗教的な生活様式は各自で異なる(3)。同様に、他宗派／他宗教信者に対しては、信教の自由を守る意味で参加／不参加が確認されている。もちろん、日々の体調や心情の変化によって「お参り」への参加／不参加の意思は変わることから、その都度確認されている。

また、「お参り」に必要な宗教用具（念珠・経本）は仏堂内に完備されており、参加者は何も持たずに参加することができる。だが、本願寺派信者の患者の場合、普段から使い慣れた宗教用具を好み、入院後に家族に依頼して自宅から持って来てもらう事例がビハーラ僧Aの語りに見られる。

Ａ：お参りに参加されたら、こちらからお伝えする前に、「あ、これはうちで読んでいるのと同じ（経本）だから、持って来てもらうわ」というような感じで家族が、「持って来たよ」みたいなことがあったりしますね。（略）その方は「ほんと、病院に入院してまでお参りできるとは思わんかった」

（3）　甲斐ゆりあらは、看護師を対象にした調査に基づき、「患者の信仰度合いに応じているように」と注意を払いつつ、患者の宗教的な生活様式や活動への配慮と施設の基準の必要性を指摘している（甲斐ほか二〇一九）。

と言って、とても喜ばれますね。

信者の患者には、「お参り」への参加が自らの信仰を確認する機会になる（宗教用具を持ってくる家族も患者本人の信仰を確認することになり、家の宗教を知る機会になる場合もある）。ビハーラ僧Aの語りからは、仏堂に備え付けの経本ではなく、やはり自分が長年使い慣れた経本でもって「お参り」ができたことが、患者の喜びになっていることが分かる。

この患者の喜びの背景には、愛着のある経本や自宅の仏壇への思いといった信者ならではの苦悩がある。その苦悩とは、入院などによる生活環境の変化に伴って信仰を持つ患者が「宗教的慣習や宗教的生活が不可能」となって生じる宗教的ペインや（窪寺二〇〇四：四五―四六）、「宗教的な機会の喪失」や「宗教的環境の喪失」に伴う宗教的ペインである（打本二〇一六）。それらを踏まえておくことによって、本願寺派信者の患者の「お参り」への参加が宗教的ケアになっていることが鮮明になる。窪寺俊之は、宗教的ケアをスピリチュアルケアと比較して次のように述べている。

宗教的ケアにおいては、患者にとってその宗教が持つ救済論が大きな助けになるし、宗教的礼典への参加は大きな慰めとなる。宗教共同体が持つ教義・活動・礼典の中に、ケアの具体的道が用意されており、これはスピリチュアルケアが持っていない点である。つまり、患者の礼拝への参加や奉仕活動への参加がケアにつながるのである（窪寺二〇〇八：六一）。

ここで窪寺が指摘する「宗教的礼典への参加」が仏堂での「お参り」への参加に当たる。すなわち、通常の「宗教共同体」から切り離された入院生活を過ごす宗教的ペインを抱えた信者の患者にとって、読経する宗教的機会や法話を聞くことができる「お参り」は宗教的ケアになる。

では、非信者の患者が仏堂の「お参り」に参加することは、ケアにつながるのだろうか。それをビハーラ僧はどのように捉えているのだろうか。ビハーラ僧Bは「阿弥陀如来という仏様は別に浄土真宗の専売特許ではありませんので」とあまり拘泥せずに、さらに次のように言葉を紡いでいる。

B：朝夕の「お参り」があることを聞いて向こうから参加したいと仰る他派の方はとても多い。でも、その他派の方に対して浄土真宗の教えはこうなんですよ、ということは決して言いませんし。その方がそれぞれに仏様と向き合う時間というものを提供できているのかなとは思っています。

ビハーラ僧Bは本願寺派以外の他宗派信者の患者のほうが「お参り」への参加希望が多いと語り、他宗派信者が「お参り」に参加する場合に本願寺派の教義を押しつけない法話を心がけていると言う。ビハーラ僧からすれば、「お参り」は本願寺派の宗教儀礼だが、他宗派信者の患者の受け止めは異なっていることを理解し、「それぞれに仏様と向き合う時間というものを提供できているのかな」と語る。

このような語りから仏堂での「お参り」が本願寺派信者の患者のためだけではないことが分かる。他宗派／他宗教信者の患者もまた、度重なる入院生活によって宗教的ペインを経験しており、自分の持つ宗教的ペインの度合いに応じて、それぞれが思いのままに「お参り」に参加することができる。そこではビハーラ僧によって「本願寺派の教え」を強要されない。さらに、仏堂内の阿弥陀仏絵像の掛軸は本願寺派の本尊だが、ビハーラ僧は患者が捉える「仏様」を一宗派の本尊として捉えるように縛りをかけようとしない。ただ、超越的な存在の象徴である「仏様と向き合う時間の提供」がなされている。

さて、ビハーラ僧Bは上記の語りに続く筆者とのやりとりを通して、仏堂という宗教的な「場」と、他宗派信者の患者へ「超越的存在と向き合う時間を提供することが宗教的ケア」であると意味づけていく。その語りを用いれば「お参り（宗教儀礼）」は、ビハーラ僧（宗教者）が主体となって仏堂（宗教的場所）で行なわれることに加えて、流れる「時間」の三つの要素が織りなす宗教的ケアとも言いうる。それらのいずれかが、あるいは重なりあうことによって、本願寺派信者も含めた他宗派／他宗教信者の患者への宗教的ケアが成り立っていると言えるだろう。

患者への聞き取り調査を行なっていないため、あくまで推論になるが、「お参り」への参加者の中には、そのまま自らが信じる宗派の本尊として阿弥陀仏と捉える患者もいれば、普通名詞の「仏様」と捉える患者や、仏教という枠組みも超えた超越的な存在として捉える者もいるだろう。そうした場合、ビハーラ僧は宗教的ケアを行なっていると思っていても、実は患者の側が「お参り」を宗教的資源として活用し、自らのセルフケアとしていると表現した方が実情に合っているのだろう。

なお、仏堂では患者の死亡退院時に、遺族の希望に応じて本願寺派の作法を基調とした「お別れ会」が執り行われる。宗教的ケアとしての「お別れ会」は「死者へのケア」であり、遺された者へのグリーフケアにつながる。それらについては第7章で論じている。

七　他宗派／他宗教信者への宗教的ケアの事例

谷山洋三は、宗教的ケアを広義の宗教的ケア（宗教的資源の活用＋狭義の宗教的ケア）と、狭義の宗教的ケアに分類する。さらに狭義の宗教的ケアを、信者が信仰を深める「既信者教化」と、「信者の宗教儀礼」、非信者が新たな信仰を求める場合への対応としての「未信者教化」の三つに分類している（谷山二〇一六）。ここでは谷山の分類を用い、ビハーラ僧による他宗派／他宗教信者への宗教的ケアとしての「既信者教化」と「信者の宗教儀礼」についての事例を取り上げて考察を行なう。

まず、なぜ一宗派に所属しているビハーラ僧が、信者のみならず他宗派／他宗教信者の患者の宗教的ケアを行なうのであろうか。その意図が、他宗派／他宗教の聖職者の宗教的ケアを補足する文脈の中で次のように表現される。

C：宗教的なニーズで宗教的なケアも求められたときに、それに対する責任を果たすっていうのはやっぱり宗教者として果たさないといけないと思ってるんで。宗派が違うから分かりませんっていうのは、ちょっとあまり僕の中では言いたくはないというかね。

患者・家族が他宗派／他宗教の場合であっても宗教的なニーズを語り、宗教的ケアを希望した場合、ビハーラ僧は病院内の宗教専門職としての「責任を果たすこと」として、多様な宗教的ケアを実践すると言う。他宗派／他宗教信者への宗教的ケアが多様であるのは、「宗教的な軸を持ってて当然」でありながら「多様な価値観を受けいれる」ことが前提となっている。また、「既信者教化」や「未信者教化」はどちらかと言えば宗教者が相手よりも上に立つ印象があるのに対して、他宗派／他宗教信者の患者への対応の場合、ビハーラ僧Aが「教えていただく」とよく語るように、相手から様々な教えをビハーラ僧が受ける格好になる。

後述する事例のように、他宗派／他宗教信者の患者の宗教的ニーズにビハーラ僧が対応可能な場合もある。だが、例えば宗教儀礼のように対応できない場合には他宗派／他宗教の聖職者との連携を取る。ビハーラ僧はそれを厭わず、宗派宗教の違いを宗教的ケアができないことの言い訳にしない。患者の宗教的ニーズに対応しないことは、宗教者としては無責任であると認識されている。以下、他宗派／他宗教信者への宗教的ケアを宗教専門職の責任と言うビハーラ僧Cの語りを中心に、それらの実践について事例を取り上げていく。

事例1　他宗派の宗教儀礼の実施――『般若心経』の読経

C：今までずっと『般若心経』あげてて、みたいな。そういう思いを聞きながら、どういうふうにそういう宗教的なものが情操されてたのかとか、そういった背景なんかも確認しつつ、最近ちょっとうちでやってるのは、音声『般若心経』を流してあげるんですね。（略）夕方のお参りの後、『般若心経』の音声をちょっと流して、ちょっと手を合わす時間を作ってあげるとか。宗教の違う方にはそういう形の対応をしたりとか。

ビハーラ僧は他宗派／他宗教に開かれた態度で、他宗派信者の患者が継続してきた宗教的慣習（この事例では『般若心経』の読経）への思いを丁寧に聞き取る。その上で、音声による『般若心経』を流すことによって、他宗派信者の患者への宗教儀礼として宗教的ケアを実践している。

この事例には注目すべき点がある。本願寺派の信仰に立つビハーラ僧には、『般若心経』を読経する宗教的習慣はない。よって、他宗派信者の患者の宗教的ニーズに応じて読経しても、それがどのような意味を持つのか、周囲から教義的に問われることになる。もちろん、ビハーラ僧にも信仰上の抵抗や葛藤が生じることとなる。また、患者側が他宗派の僧侶に読経されることを嫌がる場合や、浄土真宗の僧侶が『般若心経』を読経しないことを知っている患者もいる。ビハーラ僧に限らず、宗教者が安易に自らの専門性を超えて他宗派／他宗教の宗教儀礼を行うことは、患者に不信感を与えてしまい、宗教的ケアにつながらないだろう。自ら読経せずに音声を流す対応によって他宗派信者の患者への宗教的ケアを行なったこの事例は、それらを回避しつつ、ビハーラ僧が自らの宗教性の限界を自覚し、可能な範囲で対応を模索した結果であると捉えられる。

事例２　他宗派信者からの宗教用具の希望

Ｃ：式章が欲しいというニーズがありましたけどね。禅宗でしたわ。曹洞宗でしたわ。なんでそれを欲しいと思われるのかって聞いたら、最期亡くなったときによくこの式章を掛けてるのをなんかイメージしてはったみたいで。（略）式章の方の場合は曹洞宗の方だったので、菩提寺さんにこちらから電話してあげて、確認して。曹洞宗はなんか、それ、特に規定がないみたいなんですね。で、「仏壇屋さんで買ってください」って言われたんで、それを伝えて、買ってもらったというのがありますしね。

これは他宗派信者の患者が、宗教用具である式章(4)の入手を希望した事例である。ビハーラ僧は、宗派が異なるにも関わらず、他宗派信者の患者本人から式章購入のニーズを聞き、希望する理由も確かめて菩提寺に連絡している。その結果を患者に説明し、患者は式章の購入に至る。本願寺派にも式章があるのだが、ビハーラ僧は決してそれを勧めたりしない。あくまでも患者の意向を尊重し、曹洞宗の式章の購入をサポートしている。この事例の場合、ビハーラ僧は患者と菩提寺を橋渡しする役割を担い、他宗派信者の患者への「既信者教化」として宗教的ケアを行なっているということになる。

事例3　他宗派／他宗教の聖職者による宗教儀礼のサポート

C：キリスト教の方はほぼほぼ来はったんじゃないかなと思いますわ。で、そういったものは一切われわれは制限しないし、そういったものも調整なんかもわれわれがすることもありますし。「あのー、そういう教会の方、来ていただいても大丈夫ですよ」ってアプローチをして。（略）その方々の所属する教会の方々にそういう宗教的ケアをしていただくというね、その場の提供はもちろんさせてもらいますしね。

これは他宗教であるキリスト教信者の患者への対応の語りである。こうした他宗派／他宗教の聖職者による宗教儀礼のサポートに関しては、他にも浄土宗信者の患者が水子供養を要望した際にビハーラ僧が十分に傾聴し、本願寺派の立場からは宗教儀礼としての宗教的ケアができないと判断して患者の菩提寺へと連絡した事例や、患者が希望する上座部仏教指導者との面会を調整した事例が聞かれた。また、「お別れ会」に関連して、院内での牧師や神父による臨終式の実施や、患者が「所属しているお寺さん」に来院してもらい「臨終勤行みたいな形」で見送った事例も語られた。これらは宗教的背景のある施設の方が他宗教家の紹介が多く、「患者・家族のニードに丁寧に答えようとする姿勢が伺われる」と結論づけている第1章を補強する例と言えよう。

あそかのビハーラ僧は、他宗派／他宗教の聖職者の宗教儀礼をサポートする場合であっても、その宗教儀礼の実施に病院のスタッフと共に立ち会い、証人となる。さらにビハーラ僧は「司会」や「讃美歌のコピー」をするなど、主役となる他宗派／他宗教の聖職者による宗教的ケアを、後方から支える黒子の役割を果たしている。ビハーラ僧は他宗派／他宗教の信者の患者や家族の宗教的ニーズに応じて、他宗派／他

(4) 式章とは、仏教の信者が礼拝の際に首から胸に下げて着用する輪状に仕立てられた布製の宗教用具。仏教各宗派で呼び名や形状が異なる。

宗教の聖職者による「既信者教化」や宗教儀礼としての宗教的ケアが滞りなく遂行されるよう流動的に立ち位置を変えてサポートしている。

これらのビハーラ僧の行為は、臨床宗教師の文脈で言えば宗教協力として位置づけられる。また興味深いことに、こうした他宗派／他宗教の宗教者による宗教的ケアをサポートする語りの文脈の中で、ビハーラ僧から宗教協力への抵抗感はまったく聞かれず、彼らの語りに不自然さが微塵も感じ取れなかった。それらのなさは、ビハーラ僧らが「患者さんに教えていただく」と語るように、徹底して患者の信仰を尊重する姿勢によるのだろう。そして、人生の中で築きあげてきた患者と所属する宗教（者）とのつながりを、院内でも維持しようと尽力する姿勢から培われた実践知である。

八　小　結

一般に宗教を信仰している人が少ないと言われる日本であっても、死が差し迫った患者が持っている宗教的ニーズを医療者は察しており、宗教施設の配置や宗教者による宗教的ケアの必要性を感じていた（打本二〇一七b）[5]。事実、ホスピス・緩和ケア領域における調査では、宗教者の関与が評価される傾向にあり、潮目の変化が感じられるようになってきた[6]。そのような中にあって本研究によって、あそかのビハーラ僧が医療の現場に立つ宗教者の「責任を果たす」ため、患者に教えを「押しつけない」姿勢を保ち、徹底して他宗派／他宗教信者の患者の信仰を尊重して相手の抱える宗教的ニーズを丁寧に聞き取り、多様な宗教的ケアを実践していることが明らかとなった。また、病院の中に宗教施設があり、宗教者がいることによって、患者が多様な宗教的ニーズを表出することができ、適切にケアされていくプロセスが示せたのではないかと考える。

かつて長岡西病院ビハーラ病棟の村瀬正光医師が「現在の医療現場では個人的な信仰の自由すらも保障されていないように思われる（傍点筆者）」（村瀬二〇一一：七七）と述べ、またスピリチュアルケアの文脈の中でも人権擁護の観点から宗教的ケアの議論を回避してはならないと論じられていた。[7] 本研究によって明らかとなった患者の宗教や宗派に即した多様な宗教的ケアは、病院内での「信教の自由」の保障につながる。特に、患者の希望する聖職者との連携は、世界医師会による『患者の権利宣言』「第一一条：宗教的支援を受ける権利」の擁護の実現と言える。[8] それは欧米の病院チャプレンが、ケアの最優先課題として「患者と、その属する信仰共同体との橋渡し」（伊藤二〇一四：三〇）に取り組んできた歴史を彷彿とさせ

（5） 年を追うごとに外国人人口が増加している日本では各方面で多様な宗教の信者への対応が求められており、医療分野においても対応事例が報告されている。また複数の宗教の宗教者を配置する病院も出てきている（伊藤二〇二〇、涌波二〇二〇）。

（6） 国際的な病院評価機関であるJoint Commission Internationalは、宗教者によるケアの提供を評価項目としている。また、日本医療機能評価機構による「緩和ケア病院」の機能評価において、宗教者による関与が高く評価された事例も挙げられている（日本医療機能評価機構「病院機能評価データブック平成25年度」、二〇二〇年一〇月三〇日アクセス）。

（7） 伊藤高章は「これは、憲法の保障する信教の自由に関わる問題である。一般的な宗教回避の風潮に基づいて、当事者が希望するこのケアを正当な理由なく妨げることは人権侵害に繋がる。諸外国ではとても重視されているこの側面が、日本の様々な領域で軽視されていることは看過されてはならない。今後スピリチュアルケアの議論の中で取り上げられるべきテーマだと考える」と述べている（伊藤二〇一四：三二）。

（8） 宗教的ケアと患者の権利擁護については、打本（二〇一七b）において論じている。

る。あそかのビハーラ僧は、欧米のチャプレン同様にそれらの保障を日本で実現していると言えるだろう。

以上のように、本研究を通して明らかとなったあそかのビハーラ僧による多様な宗教的ケアは、今後の医療における宗教者の役割を考える上で非常に示唆に富んでいる(9)。そしてこの多様な宗教的ケアの視点は、世俗化した医療の現場との摩擦を少なくするために、必要以上に宗教色を薄めすぎたり、宗教的ケアを抑制しすぎる宗教者に、自らの専門性や責任とは何かを問いかけるだろう。

謝　辞

調査にあたってご協力いただきましたあそかビハーラ病院および関係者の方々に心より感謝申し上げます。

※本章は、二〇二〇年九月一九日に駒澤大学を主催校としてオンラインで開催された日本宗教学会第七九回大会パネル「医療現場における宗教者による非信者への宗教的ケア」における筆者の発表を元に、内容を加筆、修正して原稿化したものである。

参考文献

伊藤明子「各論：母子保健と社会―多国籍（多宗教）対応」『小児内科』一五二巻一二号、二〇二〇年、一八〇六―一八一二頁

伊藤高章「スピリチュアルケアの三次元的要素」鎌田東二企画・編『講座スピリチュアル学第1巻スピリチュアルケア』ビイング・ネット・プレス、二〇一四年

打本弘祐「医療臨床における僧侶の役割についての一試論」『印度學佛教學研究』五八巻一号、二〇〇九年、五四七—五四二頁
打本弘祐「スピリチュアルケアの諸相（1）—窪寺理論をめぐって—」『桃山学院大学社会学論集』四四巻二号、二〇一一年、二四七—二七七頁
打本弘祐「特別養護老人ホームの利用者における宗教的ペイン」『真宗学』一三四号、二〇一六年、二〇—四〇頁
打本弘祐「ビハーラの展開と〈ビハーラ僧〉」『世界仏教文化研究センター応用部門〈2016年度研究活動報告書〉』、二〇一七年a、一九八—二一一頁
打本弘祐「医療における宗教的ケアとニーズをめぐって」『龍谷大学論集』第四八九号、二〇一七b、九—三一頁
打本弘祐「ビハーラ活動の現在」龍谷大学真宗学会編『真宗学論叢一四　浄土仏教と親鸞教学』永田文昌堂、二〇二〇年、二三九—二六二頁
打本弘祐「教団主導型ビハーラにみるビハーラ僧の宗教的ケア—聞き取り調査を通して」龍谷大学真宗学会編『真宗学論叢一五　親鸞と浄土仏教』永田文昌堂、二〇二一年、二九—五〇頁
甲斐ゆりあ・安藤敬子・清村紀子「日本の看護ケアにおける宗教的配慮の現状に関する実態調査」『看護科学研究』一七巻一号、二〇一九年、二二—二七頁
清田直人・池永昌之「宗教的援助を含むスピリチュアルケアについて考える」『死の臨床』二八巻一号、二〇〇五年、六三—六五頁
窪寺俊之『スピリチュアルケア学序説』三輪書店、二〇〇四年
窪寺俊之『スピリチュアルケア学概説』三輪書店、二〇〇八年

（9）　柴田・深谷は、キリスト教病院チャプレンへの質的調査から、宗教性を排除した患者に寄り添うだけの「日本型スピリチュアルケア」を批判し、「宗教性を排除するのではなく、宗教を意図的に活用するというスピリチュアルケアの構築が、臨床においてこそ求められるのではないかと思われる」（柴田・深谷二〇一一：三四二）と論じている。本研究で明らかとなったビハーラ僧の実践は臨床で「宗教を意図的に活用」した内容であり、柴田・深谷の論を支持するものと言える。

柴田実・深谷美枝『病院チャプレンによるスピリチュアルケア―宗教専門職の語りから学ぶ臨床実践―』三輪書店、二〇一一年
谷山洋三「ビハーラとは何か？―応用仏教学の視点から」『パーリ学仏教文化学』一九巻、二〇〇五年、三三―四一頁
谷山洋三『医療者と宗教者のためのスピリチュアルケア―臨床宗教師の視点から』中外医学社、二〇一六年
花岡尚樹「生と死の意味を支える―宗教的に関わった3事例」『緩和ケア』二二巻三号、二〇一二年
日髙悠登「狭間のケア提供者：チャプレンとビハーラ僧の存在に着目して」『宗教と社会貢献』六巻一号、二〇一六年、二九―五六頁
ビハーラ活動推進委員会編『浄土真宗本願寺派ビハーラ活動30年総括書』社会部〈社会事業担当〉発行、二〇二〇年
福永憲子『最期にビハーラは何ができるか―日本的看取りとビハーラの展開』自照社出版、二〇一五年
村瀬正光「ビハーラ病棟におけるスピリチュアルケア」谷田憲俊・大下大圓・伊藤高章編『対話・コミュニケーションから学ぶスピリチュアルケア―ことばと物語の実践』診断と治療社、二〇一一年
リースマン，C著、大久保功子・宮坂道夫監訳『人間科学のためのナラティヴ研究法』クオリティケア、二〇一四年（Catherine K. Riessman, *Narrative Methods for Human Sciences*. CA: SAGE Publications. 2008.）
涌波淳子「認知症ケアにおけるチャプレンの働き」『認知症ケアジャーナル』一二巻四号、二〇二〇年、三一三―三一八頁

第4章　改めて「宗教的ケア」を問う
――長岡西病院ビハーラ病棟の事例から

森田敬史

一　はじめに

本章では、長年にわたり宗教者が関わる長岡西病院ビハーラ病棟（以下、ビハーラ病棟と略記する）に従事する専任ビハーラ僧にフォーカスして「宗教的ケア」について改めて言及する。

長岡西病院は新潟県長岡市にある二四〇床の中規模私立病院である。最上階の五階に、仏教を背景とした看取りの場であるターミナルケア施設、ビハーラ病棟（緩和ケア病棟）はある。病院には珍しく、釈迦菩薩像が安置された、天井が一層高い宗教的空間である仏堂と呼ばれるスペースがフロアの真ん中に位置づけられている。朝夕の勤行であったり、花まつりや盂蘭盆会等の仏教行事、また患者が亡くなられた際には希望に応じて「お別れ会」が、そして遺された家族のためには追悼法要が執り行われたりしている。

ビハーラ病棟には、フルタイムの常勤ビハーラ僧[1]一名とボランティアビハーラ僧（様々な宗派に属する、いわゆる一宗一派に偏らない超宗派の地元仏教者の有志）というこれまでの体制があった。二〇一八年三月の常勤ビハーラ僧の退職に伴い、長岡西病院と業務委託の契約関係になった「仏教者ビハーラの会」(2)の会員である「専任ビハーラ僧」と呼ばれるかつてのボランティアビハーラ僧四名が交代で「出向し勤務する」という形をとっている。もちろん継続してボランティアビハーラ僧がサポートするという体制にある。

長年にわたりボランティアビハーラ僧として病棟との関わりをもっていた専任ビハーラ僧だが、非常勤とはいえ病棟内の勤務時間がこれまでとは比べものにならない状況となり、当然患者やその家族（以下、利用者と略記する）と関わる機会や時間も増えることになったために、病棟内の仏教者という立ち位置や在り方がより鮮明になっていった。また、ビハーラ僧を対象にした研究に協力する場合、これまでは病院に常駐している常勤ビハーラ僧が窓口となって応答する調査研究がほとんどであった。さらに、病院職員である常勤ビハーラ僧が多くの時間従事しており、ボランティアビハーラ僧はあくまでもボランティアという立ち位置であったため、長岡西病院におけるビハーラ僧の調査研究はその構図が前提となって考察が深められていた。そのため、地元のボランティアビハーラ僧だけで現場実践が行われ、その実践が調査対象となっている研究は、管見の限りほとんど見られない。

常勤ビハーラ僧とボランティアビハーラ僧の構図自体は変わらないが、ボランティアビハーラ僧だけを対象にした僅少の先行研究のうち一つを紹介してみる。開設から一五年以上経過した時期に、実践からみえてくる仏教者の役割をどのように捉えているのかを探ることを目的とした、ボランティアビハーラ僧を対象にした調査（森田二〇一〇b）である。開設準備期からのベテランビハーラ僧と次の世代にあたるビハーラ僧(3)の世代間の相違が明らかになった。仏教者としてのアイデンティティが確立されているか否かという影響が考えられたが、ベテランビハーラ僧は自らの僧侶としての役割に対する様々な思いを抱き、実践を通して仏教への見方を絶えず更新していることが示唆された。一方で、次の世代に位置するビハーラ僧は、既存のスタイルから距離をとり柔軟な姿勢をとりながら、仏教を加工し活用していた。ただ実際には、あくまでもボランティアであるため、その関わりにおける限界が指摘されていた。日常の法務や檀務のため、病棟での関わりには物理的な制限があり、その上に立ったボランティアビハーラ僧の見解になっていることも踏まえる必要があると示唆された。

（1）「常勤ビハーラ僧」とは、歴代のビハーラ僧（提唱者である田宮仁師（真宗大谷派）から始まり、飯田契道師（曹洞宗）、李銀姫師（韓国曹渓宗）、谷山洋三師（真宗大谷派）、原武嗣師（真宗大谷派）、中下大樹師（真宗大谷派）、森田敬史（融通念佛宗）、田丸裕昭師（浄土真宗本願寺派）、森田敬史（再任））の中で、準職員であった原武嗣師を除く、谷山洋三師以降のビハーラ僧を指す。

（2）一九八六年一二月準備会を設置し、その後、一九八七年一月に発足した「仏教者ビハーラの会（https://www.vihara-news.com/）」は、地元の超宗派の仏教者を中心とした四〇名（正会員三五名と賛助会員五名・二〇二〇年一一月一三日現在）で構成されている（発足当時は「新潟県仏教者ビハーラの会」という名称であった）。会には規約があり、その中には目的として、一．仏教的ターミナル・ケアの施設「ビハーラ」への協力と会員の学習、二．仏教を通しての社会的活動、三．ビハーラ活動を広く社会に、啓発・宣伝をおこなう、と記されている。また、その目的を達成するために、一．学習会、仏教的ターミナル・ケアの研究、二．法話会、病院・施設・その他可能なところ等、三．ビハーラの啓発と宣伝、四．その他必要とすること、を活動内容としている。具体的には、学習活動は、月一回の学習会とケース検討会。実践活動としては、二病院、三特養、二老健施設への計七箇所に月一回の法話会とベッドサイド法談を実施している。啓発活動としては、一九八七年九月より始まった月一回の「医療・福祉関係者のための仏教講座」、年二回開催の「ビハーラ公開講座」の開催やそれらの内容を中心にした図書出版などがある（田宮二〇〇七）。

（3）本研究の対象者は、この次の世代にあたるビハーラ僧か、さらに後の世代のビハーラ僧となる。

表4-1　調査対象者の基本情報（すべて男性）

ラベル	年　齢	所属宗派	ボランティアとして病棟に関わった期間
A師	50歳代	真言宗豊山派	およそ15年
B師	40歳代	浄土真宗本願寺派	およそ8年
C師	30歳代	真言宗豊山派	およそ15年
D師	30歳代	真宗大谷派	およそ9年

そこで、本研究(4)では、長年にわたり臨床仏教を牽引してきた、地元において病院に出入りする仏教者という視点を含めて、ビハーラ病棟に従事するようになったここ数年間の専任ビハーラ僧を対象にする。新たな活動実態や信者・非信者への「宗教的ケア」、さらにそれらを通して仏教者としての今後をどのように考えているのかを明らかにすることが本研究の独自性の一つと考える。ここでは探索的に「宗教的ケア」というものを捉えてみようとする。

なお、本章において取り上げる非信者とは、特定宗教の信仰を有していない者と、専任ビハーラ僧からみて他宗派／他宗教を信仰している者の両者を意味している。

二　研究方法／調査概要

非常勤の専任ビハーラ僧四名を対象として二〇二〇年三月にインタビュー調査を実施した。調査者が以前常駐していた常勤ビハーラ僧であるため、関係者によるインタビューであることを付記しておく。

調査方法は、あらかじめこちらから設問を示しながら、インタビューを進める半構造化面接であった。それぞれの対象者への聞き取り調査時間は九九分から一三五分であり、平均一一四・八分であった。対象者各自の都合の良い、プライバシーが保たれる場所において実施した。データ収集にはＩＣレコーダーを用い、それにより逐語録を作成して、得られたデータから分析した。調査内容は、基本属性をはじめ、これまでの経緯と専任ビハーラ僧の実践内容、信者・非信者への宗教的ケアの諸相についてである。

調査対象者の基本情報は表4‐1の通りである。対象者の年齢は、三〇歳代二名・四〇歳代一名・五〇歳代一名、総計四名であった。対象者の所属宗派は、真言宗豊山派二名・浄土真宗本願寺派一名・真宗大谷派一名となっており、ボランティアとしてビハーラ病棟に関わった期間は、およそ八年から一五年であった。すべての調査対象者が長年ボランティアビハーラ僧として病棟に関わった後に、専任ビハーラ僧に着任している。そのため専任ビハーラ僧としての在職期間は全員が「およそ二年（調査時点）」であった。

本調査の倫理的配慮として、天理医療大学研究倫理審査委員会において「承認」を受けた後、調査者である筆者は、「仏教者ビハーラの会」の顧問へ研究ならびに調査に関する説明を行い、口頭にて許可を受けた。その後、調査対象者に対しては、聞き取り調査の前に、個別に研究内容を説明し、同意書において「承諾」を確認した後、調査を実施した。

（4）　拙稿（森田、山本二〇二一）の通り、筆者が常勤ビハーラ僧として通算でおよそ十年間勤務していたため、その僅かばかりの実践経験を踏まえる形で考察することを断っておく。したがって本章で展開する本研究は、天理医療大学の山本佳世子を研究代表とする共同研究の一部であるが、本章の主張は共同研究を代表する見解ではなく、あくまでも筆者個人に帰属することを申し添えておく。

三　結　果

調査対象者の語りより、専任ビハーラ僧として、地元の僧侶として、その立ち位置をしっかり意識していることが窺えた。専任ビハーラ僧の活動実態、「宗教的ケア」に対する考え、実際の関わり、それらを通して仏教者としてどのように考えているかを、具体的に逐語録を引用しながら、抽出された要素を踏まえて検討していくことにする。なお、対象者の語りの引用は〝　〟（ダブルクォート）で示し、その中の〈…〉部分に関しては中略を表し、個人情報に関わると思われる部分や表現的に誤解を招く部分に関しては、それが特定できないように変換してある。

1　専任ビハーラ僧の現状

もちろん「専任」ビハーラ僧であるとは言え、病棟での実践がほとんどの「労働」時間という常勤ビハーラ僧と違って、寺院を預かる立場でもある。それ故に、どうしても所属寺院に軸足を置くことになることは致し方がない。専任ビハーラ僧の一人である樺澤（二〇二二）によれば、年間で概ね七九％の時間、「ビハーラ僧」の誰かが病棟に居ることが明らかになっている。コロナ禍の令和二年度を除き、およそ八割の「網羅」は、常勤ビハーラ僧とボランティアビハーラ僧の体制の時から引き続いて、病棟に「お香が香るごとく薫習するように、いつでも病棟に僧侶がいる風景」となっている。ある専任ビハーラ僧が〝実際に活動してみて結局それって全部繋がってくる〟と語るように、たまたま関わる場が「病院」であっただけで専任ビハーラ僧としての関わりは「お寺さん」として檀家と関わることとどちらも相互に関係して、どちらにも影響してくるという気づきを得たようだ。

実際には四名でシフトを組んでいるため、一日八時間勤務の換算で、月に六～七日勤務することになっている。〝午前だけとか午後だけとかもあるので日数だけで言うと十日弱ぐらいかな〟となるので、一日中病棟に勤務することは一ヶ月に二日程度である。その他、専任ビハーラ僧ではないが、半日従事するビハーラ僧（三名）[5]や、これまで通りのスタイルで朝勤行や仏教行事、カフェ等に協力するボランティアビハーラ僧も存在する。全員が地域の特色をよく知る地元僧侶であるため、寺院同士（超宗派）のネットワークを活かすこともできる。

専任ビハーラ僧の誕生

「専任ビハーラ僧」が誕生するに至ったのは、〝（「ビハーラ」の提唱者である）田宮仁先生から仏教者ビハーラの会から病棟勤務はできないかという打診があって〟、宗派バランスを考慮し、経験知等も加味され、固定メンバーを選出していくことになったようだ。初期のメンバーとして本研究の対象者でもある四名の専任ビハーラ僧が選出された。専任ビハーラ僧は、〝有償ボランティア〟という特異な立場と認識され、病院から仏教者ビハーラの会に業務委託され、そこから派遣される形をとっているため、〝職員ではない〟

（5）　曹洞宗所属のビハーラ僧二名と真宗大谷派所属のビハーラ僧一名である。一日八時間勤務に換算して、三名のうち二名は月に一日か二日、もう一名は三日から六日程度、病棟に居るようだ。それぞれボランティアビハーラ僧としての枠組みであるが、時間給の手当をもらっている。

が、上司は病棟医長になる。ちなみに、同じ仏教者ビハーラの会会員であるボランティアビハーラ僧も同時に存在しているため、今までであれば同じ立場であったのが、処遇面での違いに〝やりづらさ〟があったり、ボランティアビハーラ僧の側で〝とっつきづらくなってしまう〟のではないかという心配をもっていたりすることも明らかになった。

これまでのボランティアビハーラ僧と比較してみて、〝(それぞれの専任ビハーラ僧の力量の)差はあると思います〟という前提を踏まえて、ある専任ビハーラ僧の〝やっぱりボランティアでやってきた時の気持ちと、それから一、二年(専任ビハーラ僧として実践を)続けてきた時の、中が見えてくるわけですよね。患者さんとの関わりとかスタッフとの連携とかっていう部分での差はあると思います。…姿勢がちょっと違うような、まだまだのような気がしますけどね〟という語りより、ボランティアビハーラ僧であった時期と比べて意識の変化を感じている。この変化量の差異を埋めるための工夫として、仏堂日誌や申し送りノートという記録媒体を情報共有することで意識の向上を図ろうしている。当然、これらの記録媒体は他のスタッフとも共有すべきであり、現状ではそんなに活発に活かされているわけではないが、今後〝こうやってくださいねというくらいの記録が増えてくれれば、しめたものです〟と語るように、自分たちの確認だけで終わらせるのではなく、病棟スタッフとの協働で利用者への関わりに強く役立てようとすることもボランティアビハーラ僧であった時代より意識や利用者に対する〝思い入れ〟が変わってきていることを示唆している。

またボランティアビハーラ僧としての関わりの時間は僅かなこともあり、ある種の理想であったり、社会の中で「認められる活動」をしているのだという充実感であったりが強調されていたのかもしれないが、いざ「現実」を知るともっと真剣に関わりを見ていこうとしたようである。

　今までボランティアで関わろうっていったきっかけはやっぱり理想的な部分があって、お坊さんが通うべきだろうとか、布施行だとか、利他行だとか、菩薩行だとか、まあまあそういうのなんでしょうけど、でも、それがより具体的に見えてきたというか、今までの宗派に属して、宗派の中で役職だとか、いや何とかだとか、いろんなことがあったけどそんなものよりも大事なことなんだというのが見えてきたんだなということなんですよ。

　少し遡って、そのボランティアビハーラ僧に至るまでの経緯ということに触れてみよう。〝もともとビハーラというものになんか興味があったので、最初のスタートで。○○さん（自宗派の先輩）に頼んで（ビハーラ病棟に）連れていってもらったんですよね〟と、その時点までにすでに関心を抱いていた場合や、〝先輩の影響は間違いなく大きかったですね。その○●さん（自宗派の先輩）もそう、最初のきっかけは○●さんでしたし、●●さん（自宗派の先輩）とか、ちょっと●●さんが○△（自宗派の先輩）さんに、「おいでよ」って言っていた時期だったこともあったので、なんかそういう先輩たちもおられるし、せっかくそういうふうに言ってもらったんならっていうのはありました〟と語るように、自宗派の先輩たちから誘いがあって病棟との関わりが始まる場合もあった。概ね、日常の朝勤行の当番の日に一緒に病棟を訪れ、このように勤行を進めていくのだと教わり、徐々に自分一人で担当するようになっていく。これは常勤ビハーラ僧として勤務していた筆者が、本調査の対象者以外のビハーラ僧からもうかがったことがあり、まさに先輩から継承されていくという、地元の繋がりを活かした地域に根ざしたスタイルである。

このようにボランティアビハーラ僧としての関わりに至るまでに、地元の所属宗派内で繋がりを活かしたバトンタッチが行われ、僅かな時間の関わりで何かを感じ考えていく僧侶の姿が確認できる。現在、病棟内の仏堂前に〝朝勤行に来られている二〇名ぐらいの（ビハーラ僧の）お写真が（掲示してある）…これ結構見る方が多くて、そうするとどこどこの誰々さんを知っているとかこの人どうだとかっていうそんな話からやっぱりお寺の話になるんですよね〟という語りより、地元の利用者が多い病棟において寺檀関係であったり近所の付き合いであったりから自然と「僧侶の出入り」を目の当たりにして身近に感じられるようになっていく。そのため、この度のCOVID–19によりボランティアビハーラ僧の出入りが制限されていることは、地域との繋がりである、ふらっと立ち寄る自然な風景が制限されていることになり、大変心苦しいところである。

専任ビハーラ僧の活動実態

実際の活動実態としては、それまでの常勤ビハーラ僧とボランティアビハーラ僧の体制下での実践と大きく変わらず、主だった一日の流れは四人が主になって分担し引き継がれていた。

訪室（会話や身の回りのお世話）、カフェ、環境整備を基本として、仏教者としての働きである、勤行、死亡退院時のお別れ会（夜中も対応）、その他の仏教行事の執行等が専任ビハーラ僧の語りより明らかになった。朝（夕）勤行やお別れ会、仏教行事はそのために病棟に足を運ぶという機会がボランティアビハーラ僧の頃からあった。それに加えて年中行事やカフェ、たまに利用者と関わるという機会が副次的に生じていた。すなわちこれまでの病棟での実践はごくごく限られた形であったため、それまで常勤ビハーラ僧が一手に引き受けていたものがより具体的な形で分担されることになり、最初は戸惑いが生じていたようである。

特に利用者との関わりについては、対象者全員から戸惑いであったり模索しながら関わったりしている現状が語られた。〝(関わる) チャンスは入院の日と遭遇すると、この時こそチャンスがある〟や〝お部屋に入るチャンスが…月のカレンダーの行事を張り替えるわけですよね。あの時が一番全員平等に入れるチャンスなんですね〟。また昼食の配膳時のような訪室のチャンスをうかがっている姿があった。それ以外に、面会に来られるタイミングであったり、もちろん家族との関わりがきっかけとなったり、患者への関わりに繋がる場合もあるようだ。

〝「お坊さんの話を聞きたい」とか「ちょっとお坊さんと話したがっている」という感じで〟、あるいは具体的にお墓の相談 (第7章に詳述) が病棟スタッフ、特に受け持ちの看護師に入り、そこからの情報提供やコーディネートによって関わりをもつ場合もあるという。その場合、先述した「記録媒体」によって情報共有し、〝何号室の患者さんが何とかに興味持たれていてとか、幸い今、四人でやっているので、真言宗の方ですとかだったら、真言宗のビハーラ僧が行って、真言宗のお経のお話ができて、曹洞宗だったら、曹洞宗のビハーラ僧が行ってという感じで、担当したり情報を共有したり〟している。この「記録媒体」の更新は目まぐるしく変化していく状況を踏まえて、入退院される患者の情報更新をはじめ、しっかり共有できるようにするためには更新は怠らないようにしているという声も聞かれた。

〝朝勤行に頻繁に足を運んでくださる方とか、一ヶ月に一人とか、三ヶ月に一人ぐらいの頻度で、お坊さん好きじゃないですけど、そういう方に来ていただいて、看護師さんから取り持ってもらってお話しをする〃と語るように、主戦場である仏堂から関わりが始まる場合もある。インタビュー調査日に勤務であった専任ビハーラ僧は〃患者さんとは今日全く関わってないですよね〃と述べるように、例えば仏堂の掃除や花の水替え、水槽の掃除等の環境整備で半日の勤務が終わってしまうこともあるようだ。この日は関わりがなかったが、その環境整備、またはカフェから患者本人や家族への関わりに繋がっていくこともある。

分担している仕事内容の中には、上記のように全員がおおよそ従事するものもあれば、例えば「遺族会係」のように、遺族会の準備や遺族が集われる喫茶に参加する専任ビハーラ僧もいるようだ（森田、山本二〇二一）。

2　信者あるいは自宗派の方との関わり

地元の仏教者が専任ビハーラ僧であり、それ以外のボランティアビハーラ僧が地元に根ざした「仏教者ビハーラの会」会員であるので、地域内の病棟利用者の中には、それぞれの仏教者の寺院が菩提寺になっている人もそんなに多くはないがいらっしゃる。実際には、ボランティアビハーラ僧としての関わりの際に〃（信者が）一人（入院していた）〃、〃数回（その機会が）あった〃という場合や、専任ビハーラ僧としての二年間で〃（入院していた信者が）二人かな〃、〃（入院していた信者が）四、五人かな〃という場合がある。しかし病棟で檀家である患者が過ごされた期間に専任ビハーラ僧自身が休みを取り、その後の遺族会では話ができたようだが、菩提寺として執り行う葬儀の際の弔電披露で、檀家が利用していたことを初めて知るケースもあった。また信者でなくても自宗派の繋がりのある寺院の信者である場合もあり、〝（そのお寺の）場所が分かります〟や〝知り合いのお寺さんの檀家さんだったり〟という流れで話が進んでいったりする。すなわち、信者である患者という関係性で、病棟で関わることが実際の場面で起こりうる。またこれまで自分たちの立ち位置がそうであったように、〝実際に、ボランティアで来てくださるお坊さん（ボランティアビハーラ僧）も、自分のところの檀家さんというと、やっぱりたまに顔を見に来たりとかもしていますしね〟と述べており、これは筆者も同じ場面を経験したことがあったが、檀家の場合には時間を調整し葬儀の段取りまで整えるケースもあった。そして後述するが、従来では寺檀関係の空白となってしまう時間を埋めることができて感謝される場面も多かった。

現実的には、専任ビハーラ僧の語りから、信者である場合も基本的な姿勢として関わり方は変わらない前提であった。〝檀家さんの前に、（仏教者）ビハーラの会会員という感じでいっていますね〟というスタンスであるが〝最初から顔が知られておりますから、もう全然、とっかかりは、話の内容も仕方もそれは全然違うと思います。当然、ご家族の面会者も違いますので、もうそれは（関係性が構築されるのが）早いですよね〟、〝遠慮なくお部屋に行けるということでしょうかね〟、〝家族構成とかプライベートのことをすぐ話せるとか遠慮なく話せちゃう〟と、贔屓をしているわけではないが非信者である他の利用者とは違うアプローチになることが明らかになった。ただ利用者側の立場としては、〝ここにいらっしゃる病棟のお坊さんとして見ているわけだから、そこにお世話になっているんだという意識の方が強いわけですよね〟と冷静に受け止めている。また、ビハーラ病棟という医療機関で接するということは極めて私的な情報に触れてしまうことを意味し、個人情報を知ってしまったために、〝守秘義務の問題〟について気をつけているという語りもあった。その情報を共有することによって、住職としての私見というべき考えを伝えることができてしまうが故に、そのあたりも寺檀関係で成熟した間柄であれば意見として出してしまいがちであるが、そうならないように気をつけていることも述べていた。

それでも教義に触れる機会では〝（他宗派の利用者には）ちょっと濁した言い方も…例えば檀家だったら、やあ皆さん、仏さんはねえ…なんて言って、もうちょっと具体的に話をすることもありますよね〟と、踏み込んでいくことができる領域は違うようである。さらにビハーラ病棟で生じた縁のおかげで「生前を知る」ことができるため、〝でもやっぱりその他の檀家さんの葬儀とかと比べて、そういうビハーラ、なんというんですかね、一つのやっぱり集合体ですので、そういうところで培われた関係性というか、絆というかはやっぱり他のお檀家さんと違ったりするものがある気がしますね〟と、菩提寺として関わる際に、ビハーラ病棟に入院されていたかどうかで違いがあると振り返る専任ビハーラ僧もいた。

かなり厳しい視点で、そもそも信者と呼ばれる人々の信仰であったり信心であったり、菩提寺への信頼であったり所属宗派への思いであったりについて、冷静に下記のように見解を述べる二名の専任ビハーラ僧もいた。

だからといって…そこから先は檀家だろうがそうじゃなかろうが僕は意識も何もしないですし、基本的には、だってそんな檀家だっていう意識を持っている人が今の時代どれだけいるんだと僕は思っているので、あまり檀家だからどうとか、あと無宗教だとかと言ったって、その人はころっと変わりますよね。それはただその（仏教あるいは教義等に）出会っていないだけの話でしかなくて、逆に檀家だからって言ったって出会っているわけでもないし、あんまり僕はそこはほんとに教義もガッチリで、すごい人なんていないと思っているんで、別に檀家だろうがそうじゃなかろうが僕はそれはあんまり全然意識していないですよね。

一僧侶として見てくださっているがゆえに、そこまで求められないし、逆に檀家さんが来てもそうなのかなっていうところは若干はありましたけどね。…だから本当にコッテコテの信者さん、△△宗何々派だとか、いや△○宗だとか、コッテコテの信仰心でおられる方というのは、そんなにいらっしゃらないような気がします。

3 非信者に対する関わり

先述した信者との関わりはそんなに多いわけではなく、いくら地元の僧侶だからといっても関わる患者や家族は圧倒的に非信者の場合が多い。そのため、信者との関わりとは違って慎重に、かつ丁寧に関わりをもつように心がけ、〝(他宗派の利用者に対して)そうなんだな、そしたらよそのお寺さんに迷惑にならんように、その菩提寺さんに迷惑にならないようにとか(していた)〟と、その利用者の菩提寺に配慮する姿勢やそもそも自宗派のことを積極的に話さないとも語っていた。

また少しずつ慣れてこられると徐々に慎重さが薄められるだろうが、朝夕の勤行時にも〝(お参りしたい利用者は)今日、おつとめがありますかって聞いてくださいますけど、だからやっぱり、なんて言うんでしょうかね、僕から発信するのではなくって、なんか待つ側のスタンスですね、あまり積極的には行かない〟と、相手の出方を見て対応している。

一方で、相手の出方を見ながらも〝その中でやっぱり僧侶なので伝えたいというのはビハーラ病棟だからあまり布教はしないとは言ったって、やっぱり知ってほしい自分がいいと思っているものだから、知ってほしいですよね。そうすると中にはそれを面白がってくれる人がいるわけですよね〟と待つばかりではない姿勢を語る専任ビハーラ僧もいた。積極的ではないが、慎重に大切にしている考えや思いを、一宗一派に偏らないビハーラ僧が長い時間をかけて伝えていくことで、徐々に変化が見られる場合もあるという。

> その人（患者）がそこ（ビハーラ病棟）にいる間に（専任ビハーラ僧の）皆がその人に関わっているので誰がどういう働きかけで、その人がそうなったかは分からないですけど…でもそういうのも含めて、最初は全然そういうの、そのご家族もそう言ってんですよね。うちのあれ（患者自身）はあんなこと（仏教的なこと）に何にも興味なかったのに、もうその人が最後なんか仏さん（を前にして）毎日自分の気持ちを言葉に（して）朝晩必ずお参りして、ここで今日の気持ちをどう思ったかとかを毎日報告していたので。という患者さんがいたんですけど…。

また〝最初はソファーで足組んで、こんなふんぞり返っているような男性の方がいきなり、今日から、あの終活しますって言い始めて、そして朝晩のおつとめに必ず出るようになってみて、そしてお勤めの後に、焼香で本尊様の前に立って、自分で話しかけるんですよ。嘘のような本当の話なんですけど、今日も一日を終えることができましたとか、朝だと小鳥の声で目が覚めましたとか、本当に言われるんです、そういう方がいらっしゃいました。びっくりしました〟という語りのように、特に非信者だから宗教的な関わりを一切もたないというわけではなく、場所が場所だけに利用者それぞれの心境の変化があって宗教的な方向へ進むことも容易に想像できる。究極的には、次の語りに見られるように、全員がそうではないだろうが、「その人」をしっかり「みて」関わることで変化が生じていくのである。

難しいなというのは、お坊さんをやっぱり毛嫌いされている方もいらして、毛嫌いというと、どう言って良いのでしょうね、あまり信仰心、仏教というものを信仰していなかったり、僧侶との関わりをもとうとしなかったりとか、毛嫌いとかっていう感じはありますね、そういう方はいらっしゃいますので。はい、最初はなるべく近づかないようにしています。ところが、やっぱり少しずつもそのやっぱりこれもスタッフと、担当スタッフと私たちの関係だと思うんですね。だんだんだんだん情報というのが…少しずつ、こう変わってきて、話を作ってくれる、場を作ってくれるケースもありました。それは仏教だとか何々宗教だとか救いだとか祈りだとかそういうものではないですよ。普通の、普通の人としての話ができればいいというレベルです。でもほとんどはそうじゃないかなと思いますけども。

これはどの要因が影響しているとは言えないケースであるが、例えば「場」の力というものか、それこそが「宗教的ケア」というものなのか、複合的な因子が影響し合っていると思われるが[6]、このような語りを複数の専任ビハーラ僧から聞くことができた。「場」の力と言えば、仏堂で頻回に焼香がなされるのでビハーラ病棟全体にお香の香りが漂っている。〝私はこのお香の匂いの虜になったんだったと言って、毎日、四〇（歳）ちょっとぐらいの方でしたけど、そのお香がいいと言ってお参りされている人とか（がいました）〟というケースもあるようだ。

このように様々な力が働いて〝なんか変な病院だみたいな感じで言っておられたらしいんですけども、気がつけば、後ろでおつとめして…ご本人の中で、何か間違いなくあったと思うんです〟というような変化が見られ、話ができ一緒にお参りができ、さらに仏教というものに触れていかれるケースは多いようである。このことは遺族にも言えるようで、〝ビハーラ病棟で息子さんを亡くして…それでその亡くなった息子さんが「何かあったらビハーラに行ってお参りしてもらえ」って言って…それで二、三日おきに病棟に来てお参りしてちょっとお茶飲んで帰るというおばあちゃんが（いて）、もうだから、（その期間が）一年半ぐらいなんですけど、という人もいます〟という語りより、継続してシフト制の専任ビハーラ僧がそれぞれの持ち味で関わりをもっている。

一方で、他宗教の場合も関わるスタンスとして基本的には変わらないようであるが、〝カフェの時間とかは、一緒にテレビを見たりとかして、喋ってくださったりとかして、あれは不思議で、でも（午後）四時（夕勤行が始まる時間）になると、ぴたっと、すーっと（お部屋に）戻っていかれるんです。…その方がいる前では他の人たちの前でもお寺の話はしないようにしようとか〟と、こちらも宗教的な配慮がなされていた。

4　宗教的ケア

ここまで専任ビハーラ僧の現状と関わりを見てきたわけであるが、ここでようやく宗教的ケアについて触れていこうと思う。僅かばかりの筆者の臨床経験からも特にこれをもって「宗教的ケア」と扱うのではなく、自然と専任ビハーラ僧がその場に溶け込み風景の一部となっているような雰囲気自体をそう称しても良いのではないかとさえ考えている。実際、〝あんまりそれは意識しないですね。それはないと思います。あんまりその[redacted]（自宗派）だからとかっていうその特別な、それこそ話題になっている、宗教的ケアなんでしょうけども、それをするとかですね、まあほとんどないですね。病棟ではない〟と語るように、「宗教的ケア」をそれぞれの教団に特化した関わりであるという理解で捉えている。その上で、「ケア」という概念については、〝寄り添うっていうのもあまり好きではないんですけど、あんまり使わないんですけど、そこに一緒にいて共有している、そばにいて共有しているだけのようなイメージが私の中では強いです。自分がケアしてやろうとか、それは無理じゃないかな〟と述べるように、主体的に実践をしていくという意味で「ケア」を意識していない。

仏教者である自分がいかに大切にしている「教え」を相手に伝えるかというのではなく、いかに自分自身がその「教え」を堅持しているかが重要であるという語りもあった。この専任ビハーラ僧は自分が大切にしている「教え」を好み、今まで触れてきた「教え」が〝生きていく中でどう働くのかというのを自分

（6）このあたりは、福永（二〇一五）が「存在するだけで宗教的ケアになる」と指摘する宗教的空間という「場」の重要性という点で、かなり符合する。なお、その「場を提供するケア」とともに、「医療化されていない第三者（仏教者）の存在によるケア」、お別れ会や仏教行事は宗教的儀礼を通しての「弔い」になる「弔いの要素をもつケア」を合わせて三つの仏教的ケアとして、現代の病院のほとんどは一つの要素もないと考察している。

で確認したいというのがあるんですよね〟と語り、それこそが「ビハーラ僧」を継続させている大きな原動力であると言う。

自分の信念がそれだっていうことが相手にどう影響を与えているかっていう、与え方しか僕はないと思っているので…ただ僕が信じてそれに則った考えで、その人と向き合って、逃げないとか、その教えに、僕だったらその教えに則ればこういう行動の方がそれに近いかなと思うことをその人に関わっているっていうだけで、直接的にそれを相手に言っているんじゃなくて、自分がどれだけそれをしっかり持っていて…それよりは自分が醸し出すものによって相手に影響が与えられれば、そのためには自分がどれだけそれを信じて…ということしかないと思うので。

あえて「宗教的ケア」と問われると、仏堂内に安置されている釈迦菩薩像の存在を挙げたり、仏堂における勤行や仏堂内の落ち着く雰囲気を指したりする専任ビハーラ僧が多かった。このようにビハーラ病棟に仏教の雰囲気を醸し出しているのは、仏教者とともに仏堂が大きな役割を果たしている。また、その仏堂内でよく問われるという〝お焼香を何回するんですか?とかをすぐに聞く方もやっぱりいらっしゃるんですけども、それもなんていうんですかね、何回かしなきゃいけないっていう、そういう心の辛さがあるんで、いや何回でもいいですよ、なんて言ってあげることも大事なのかなあなんて思いながら〟と、ビハーラの理念に照らし合わせて、特に拘らないで開放して神仏に向き合うように手助けしている現状も窺い知ることができた。

具体的に死後のことについて尋ねられたことがある専任ビハーラ僧は多く、この場合、自分の教義を押しつけるわけではなく、あくまでも自分は自宗派の教義を大切にしているぐらいで留めるという。そのあたりが例えば〝仏さまに任せておけば大丈夫ですよとか言うところで…安心してほしいっていうか…でも実際、どこまでどうなのかなってことを思ったりもすることはありますしね〟と苦しい胸の内を語る専任ビハーラ僧もいた。

葬儀を依頼された場合（第7章で詳述）や、次の語りが示すように、地元ならではのこととして、同宗派の繋がりで自宗派のまさに「宗教的ケア」として踏み込むケースもあった。

同宗派っていうのもあったんですけども、それで本当によく話ができたので、たまたまボランティアで関わる●●さん（自宗派の先輩）の檀家さんだったんですけども、最初に●●さんと話をしたときに、そしたらじゃあ帰敬式をやろうかって言って…ビハーラ病棟でやったんですけど、でももう最後の最後は、（患者は）苦しいのは間違いないと思うんですけども、その家族も苦しいとは思うんですけども、その本当にグーッとなる前までは、僕らの前では少なくとも良かった、良かったっていうふうに仰ってくださっていたので。

お別れ会

筆者が常勤ビハーラ僧であった以前から大切にされてきた実践として、入院当初からの関わりで、患者本人とはもちろん家族との関わりが密になっていくと、関わりが終わる死亡退院の際に「お別れ会」を実施する場合がある。詳細については、第7章において専任ビハーラ僧の語りを引用しながら詳述する。

このお別れ会については、〝亡くなられた方というよりも、ご家族の意向が強いのかな〟と専任ビハーラ僧の一人が語っているように、病棟スタッフの促し方も含めてその時点の状況によっては、実施しないケースが存在する。数名の専任ビハーラ僧の個人的な感覚により、お別れ会は執り行われないが、仏堂にて焼香だけはされるケースがあり、それ以外に仏堂にも入らず、清拭か湯灌かのどちらであっても、自室から退院するケースがにわかに増加しているというのである。その時点では、家族の意向が最優先されるとはいえ、あくまでも推論ではあるが、そのあたりにも宗教離れの影響があり、そもそも宗教に触れることが少ない、あるいは触れたことがないという家族が多くなっており、その状況では宗教との距離の取り方が分からず、強制でもなければ遠慮しようという意向が固められるとも考えられる。

お別れ会の実際としては、ある専任ビハーラ僧が〝同じような内容のお別れ会にしました。結構、そういうご指名で、じゃあお別れ会、必ず私に連絡してくださいっていうのは、そういう場合はもうスタッフにも浸透しています。お檀家さんですよっていう情報は〟と語るように、事前に檀家であることが情報共有されて、自分が担当するということであっても、あくまでも病棟でのことだからと信者・非信者を問わず同じように執り行っていた。他の専任ビハーラ僧も同じようなスタンスで、檀家であっても他の患者と同様なスタイルで執り行っていた。これは〝病棟でそこを皆さんが求めているものでもないような気がします。こういう非信者、じゃあどうすればいいかってことなんでしょうけども、あんまりそこは私の場合はないですね〟という語りの通り、信者・非信者を線引きすることなく、同じように関わることでも満たされるものがあるのではないかという姿勢であった。

具体的には概ね自宗派の枕経のような流れで執り行ったり、病棟備え付けのお経を唱えたり状況を見ながら少しアレンジしたりするようである。お別れ会の執行者について、特定の専任ビハーラ僧が指名されているケースも複数あるようだ。通常は当番制であるため、たとえ長く関わった専任ビハーラ僧であっても必ずお別れ会を執り行うというわけではなく、〝本当に希望されている方がいらっしゃったら、（夜中でも）連絡がくるので心は待機している〟ような状況である。専任ビハーラ僧個人を指名される場合と利用者の所属宗派より専任ビハーラ僧を予め選んでそちらに連絡がいくようにする場合があり、どちらの場合も同じように待つことになる。先述の語りでは檀家であったが、檀家ではない患者からも多くの関わりの時間があったから、あるいは同宗派だからといった理由で指名される場合もあった。〝例えば、患者さんと喋っていても、私が亡くなったときは、お別れ会は何々さんにお願いしているの…〟と述べるように、他の専任ビハーラ僧との会話の中にも自身の死後についてオープンにされているケースもあった。

（7）　ビハーラ病棟内の仏堂における日常の勤行としては、朝の時間帯（午前八時三〇分から）と夕方の時間帯（午後四時から）にそれぞれ一五分間執り行う。基本的には読経と法話というスタイルではあるが、ボランティアビハーラ僧の中には、所属宗派内で歌われる歌を歌う仏教者もいたりする。主におつとめするお経は、浄土真宗に所属するビハーラ僧は「三帰依文」と「讃仏のうた（『仏説無量寿経』というお経の上巻に記された偈文〈詩文〉）」、曹洞宗と真言宗のビハーラ僧は「三帰依文」と「般若心経」である。ここ数年協力いただくビハーラ僧がこの二つのどちらかのお経を唱えるため、仏堂にはその二種類を準備している（どちらの場合でも「ビハーラでの勤行」と称する。法華宗僧侶がボランティアビハーラ僧であった頃はもう一種類準備していた）。さらに、それら定型以外は、「総回向（あるいは普回向）」を唱えたり、「念仏」や「真言」、あるいは「略三宝」でまとめたりして、所属宗派それぞれのスタイルに準じる。

他宗派の経文を読誦すること（宗派間連携）

おそらく日常より他宗派のビハーラ僧との関わりを「病院」という場において積み重ねていることで、自宗派と同様とは言えないまでも、普段から協働しているという価値基準に基づいて、意識的にも無意識的にも「同じお坊さん」という認識の元、宗派間連携(8)がなされているものと考えられる。この「同じお坊さん」というのは紛れもなく利用者の視点である。

その視点に立った関わりが〝浄土真宗のビハーラ僧が般若心経を読んでくださった時もあったみたいですよ…夕方の時（夕勤行）でしょうかね、一人とか二人のお参りであれば、般若心経がいいっていうのが分かっていて、読んでくださるビハーラ僧もいらっしゃったような気がします。臨機応変に対応してくださっていると思います〟という語りから浮き彫りになった「他宗派の経文を読誦する」ということである。その浄土真宗の専任ビハーラ僧は〝中に禅宗の方で般若心経をあげていたという人がいれば、僕は般若心経をあげますけども、普段のお参りの時に。けれども般若心経のことは分からないので、形としてはやりますけれど…〟と、また別の浄土真宗の専任ビハーラ僧は〝ここ何ヶ月かはないですけども、一時、般若心経をあげてくれって言ってくださる人が居て、その時は般若心経を読みますけども…むしろ嬉しいんですよね…般若心経をあげてくれやって言っている人が居るだけでも、なんか求められている感があって、それが良いのかどうなのかなって思いますけど〟とそれぞれが語るように、良いか悪いかではなく、また経文自体の理解が乏しくても利用者の求めに対応している姿が確認できた。自宗派では読誦しない経文については、〝そこまでこだわりをもたずに…〟としながらも専任ビハーラ僧が四名居ることで、自分だけができないということは嫌だというある種の競争原理が働いているようでもある。

逆に浄土真宗で読誦される経文を、他宗派の専任ビハーラ僧に読んでほしいという求めもあるようで、〝私は、自分の宗派に限らず、そういうのをあげるように、読み方はちょっと違うことをお伝えして、他宗派の者なのでと言って、私は阿弥陀経なんて読んだことがないんですけども、それでもよろしいですか？ということをお伝えして、一応そういう希望があれば読んだり〟と対応しているようである。それに対して利用者側は「他宗派の僧侶だったら読誦しなくて結構です」とはならず、むしろ他宗派の専任ビハーラ僧にでも自宗派のお経を読んでくれとリクエストが入るようである。その背景には、新潟県長岡市という地域の中での宗派の広がりが影響していること、さらに〝患者さんに「ちょっと今度、これ読んでくれ」なんて言われて、「いや私（は）読めないんです」なんて言ったら、「お坊さんのくせに…これを読めないのか」なんて言われたこともやっぱりあって…。「読めません」って言ったら、□□宗（ある宗派）ではポピュラーなお経だから、まあその方はたぶんそれがもうお坊さんが全員唱えられるような感覚で（いらっしゃった）〟という同地域で過ごす人々の感覚もあるようだ。

また数名の専任ビハーラ僧が居るから、別の専任ビハーラ僧に繋いだり、あるいはボランティアビハーラ僧が後方に控えているので、求められている宗派のビハーラ僧に繋いだりということもあるようだが、病棟の性質上、明日まで余裕がないという状況も想定されるので、そのあたりは柔軟に対応しようと心がけているようだ。

（8）参考までに、ビハーラの提唱者である田宮（二〇〇七）は「仏教者ビハーラの会」の方針として、ビハーラの開設計画に添って、「ビハーラ方式」とでもいうべき超宗派で行えるビハーラでの礼拝の在り方、さらに読誦経典やコスチュームの選定を行ったりもしたということである。

「お坊さん」として存在すること

一般的には、「宗教的ケア」と言うと、何か主体的な行為を相手に与えるというイメージが先行しているように思うが、複数の専任ビハーラ僧の語りより、それらをほとんど意識することなく、現場実践に勤しんでいたことが分かった。ビハーラ病棟内の宗教的空間である仏堂という「場」も「宗教的ケア」を助ける「装置」であり、またその「場」の力によって、「お坊さん」としてそこに在るということが、それだけで利用者に対して何らかの働きかけとなっていることを意味している。

利用者が苦悩されていることを目の当たりにして、それでも僧侶としてその場に存在し精一杯できることを行いながらも、模索し続けていることが次の語りから分かる。

縁があって関わって…苦悩でもないですけどね、そういうのはポロッとポロポロと言われる方がいますけど、だけどそういう意味では、どうしたら正解じゃないんですけど、なんかそういうのって自分が何をしているかもはっきりとよく分かっていないというか、一緒には居るし、お話はしているし、それが解決することが、何かをしたらそれはビハーラ僧が活躍したってことになるのか、そんな誰かが解決なんかできないだろうっていうのもあったり…。

〝早く死なせてくれっというのはありました。これ、お檀家さんなんですけど。もう注射一本打ってくれと、住職なんだから、ドクターに言ってもダメだから、私からドクターに頼んでくれって、そういうのがありました〟のように、目の前に思い通りにならない利用者が居て、いくら宗教者だからといっても無力感を抱きながら、それでも自分たちの教義に照らし合わせてみて自らで納得させたり、〝苦しんでいる人をその〇〇宗（自宗派）だから大丈夫っていうふうに言える自信がないと言いますか、だからもっと、ごまかしつつ、うまく仏教というのを利用（しながら関わっている）〟という現場における専任ビハーラ僧の苦悩であったりが明らかになった。実際に病棟での経験が積まれていくと、専任ビハーラ僧それぞれのこれまでの役割を振り返り、僧侶としての自分の姿を省みることもあるようだ。

月参りに行って…具合悪くなって…何ヶ月か闘病生活していて、亡くなられて、それで、葬儀でお経を読みに行くっていう感じだったんですけど、結局今のお坊さんというか、葬式仏教と言われているだけあって…入院されて一番そういう死が近くなったっていう、一番、ご本人様が辛い時、私はずっとお寺にいたので…元々の檀家さんの…そういう辛さって言うんですか、それこそ数ヶ月会わない、そして亡くなって棺桶を見たら、顔が全然変わっていたり、もう以前のそういう面影がなかったりしたので、それがその空白期間をどういう思いで、ご本人様は過ごされていたのか、ご家族の方とか…（それを）全然知らずにお経をあげていた…。

もちろん全部が全部そうではないにしろ、専任ビハーラ僧としての経験を積むと、このような内省はよくあるようで、だからこそ僧侶たるものはこうあらねばならないというのが確立してくるのかもしれない。そのような意識の転換が起こり、研鑽を進めていこうとする動きが作用してか、ある専任ビハーラ僧が次のように語ってくれた。

あそこ（ビハーラ病棟）にいるお坊さんていうのは、このお寺（自坊）にいるお坊さんとはちょっと違うお坊さんとして皆さんに認識されるわけです。そうするとこのお寺にいては喋らないこともあそこのお坊さんにはしゃべるわけです。このお寺っていうものの今まで培ってきた柵《しがらみ》によって、妨げによって寺檀関係であってもそこには相談できないんだけど、あそこにいるお坊さんには皆で相談できるんだ…檀家とお寺って言うとちょっとこう利害関係とかあったり、そういうなんかややこしいものがいっぱいあるんで、一緒になれれば一番いいし…。僕としてはそんなに変わらないんですけど…。

この専任ビハーラ僧は、「柵」や「妨げ」という、利害関係を作り出しているものを、一つの見方として〝お金〟ではないかと指摘した。その負担が大きくなってくることで関係悪化に繋がっているのだと述べ、その点ではビハーラ病棟にはそれがないから、お互いがそんな妨げなしで話をすることができると強調していた。同じようなことを別の専任ビハーラ僧が次のように語っていた。

（長岡）西病院のビハーラ病棟に居る場合、公共空間になるかもしれませんが、利害関係がないっていう見方をしてくれるんじゃないでしょうか。菩提寺なら菩提寺のつながりの、その「柵」みたいなものの中で、良いとか悪いとか嫌いだとかっていう感情が出てくる、じゃなくって本当にフラットな関係の、関係性がもてているんじゃないかな、ここ（ビハーラ病棟）に出入りしてるお坊さんだと、その宗派も別にあんまり何々宗何々派だとかこだわっていることでもないし、そういうイメージがあるんじゃないかなとは思います。私たちもそうじゃなきゃいけない、利害関係をもって入っちゃいけないところがありそうですね。だから、そこで保てる。

自分たちが大切にしている教義はもちろん自分たちの「核」になっていて、それを拠り所にしながら「僧侶」として生きている。ただ相手が居るときに、それらがどのような形で効力を発揮するかは、その場であったり関係性であったりで大きく変わってくるのだろう。〝教義云々を説くとか、そういうのはないと思います。宗派に関係がない（病棟で執り行われる）仏教行事の法話会、法話であれば、一方的にそういうのはどうしても触れると思うんですけども、個人的に一対一とか、個人に対してこうですよとかって、教義は…と私は多分言わない、言ってないと思いますよ〟と語るように、ビハーラ病棟に従事している場合、集団に対しては教団に所属する僧侶の顔が出てきても、個別に対応する際にはお寺に居る時とは違うスタンスであるようだ。

公共の場において、〝極力、「仏教者ビハーラの会」会員として、専任ビハーラ僧としての心持ちで〟、むしろ「柵」がないような「フラットな関係性」で、〝ご本人さんからいろんなことを、私に対して言っていただきたいなって。吐き出してほしいなって。言っていただける、そういう環境、関係ができればいいなっていうのは思っているところですね〟や〝患者さんの要望を第一に一緒に考えていたりするように心がけていますね。（時には）家族に反対されても患者さんの意見を聴いて…〟というのが正直な思いなのである。

およそ二年間であれ、病棟での実践に従事した専任ビハーラ僧にとって、もう一つの顔であるお寺を預かる僧侶としての視点と照合しながら見えてくるものがあったわけである。それは先述した「空白期間」や〝葬儀と（は）全然違うので、そういう目でなんかご家族の辛さというかを、目の前ですぐ亡くなった直後の悲しいところをみて、なので気持ち的にと言うんですかね、今までその知らなかったものを知ったというので、変わりましたね。亡くなってすぐのご家族を見る機会なんて普通に考えてはないですからね〟という語りからも窺い知ることができる。

これら見えてくるものは、専任ビハーラ僧として病棟に存在することで感じられた利用者との関わり全般を指しているものと思われる。主体的にケアとして何かを行っているわけではなく、時にはお茶を一緒に飲んだり、病棟内で模様替えをしていたりということで、僧侶である自分がここに居るからこそ実現できている関わりなのだと振り返ってみてのことであろう。ここで重要になってくるのは、医療従事者とは違って、信仰と結びついてくるような〝お坊さんがそこに居るというので、患者さんはお坊さんにしか話しづらいこととかも何かあったり、そういうことじゃないですかね…〟という語りのように、病院内では異質な「お坊さん」だからこそ話すことができるということである。

だからこそ僧侶としての資質に関してもっと注意を払い、それには自分の所属教団の教えにしっかりと向き合い、それを大切にしているということを感じてもらう必要があると述べる専任ビハーラ僧もいた。〝一僧侶があたりまえに備えなくてはいけないことと全く変わらないと思います。その専任だからとかじゃなくて…〟や〝本来僧侶であればそういうのを身につけていって欲しいなーっていうぐらいの意識があったほうがいいと思います。それもやっぱり地元の僧侶なんだから、地元の何々寺の住職、副住職なんだからっていうことの担保なんだけど、それにあぐらをかくんじゃなくって、やはりそれは患者さんだけにじゃなくて、お檀家さんに対しても対人援助の気持ちっていうか、それは姿勢っていうのは必要じゃないかなと思います〟等のような語りは切実な訴えとして、また自戒の念から生じた声として聞かれた。
理想論として、ビハーラ僧のような立場の僧侶が居なくなることも願っていた。(9)

菩提寺さんが檀家さん、檀信徒の方を日頃からそういう、まあまあ病院でやっていることとはまた違うんでしょうけれども、ちゃんと話をして、生きることも考えられる、死ぬことも考えられる、等のようなことを檀家さんとそういう関係っていうか、話を、もう言っておく、そうすれば入院してから慌てることもなく、どんなことに遭遇しても慌てることなく進むんじゃないかなって思っているのですよね…。

それは、ビハーラ病棟において檀家（信者）と関わった際に、〝菩提寺の住職とはこういう役目でしょうと、日頃からって思いました〟と特に感じられたようである。これは何も夢物語ではなく、〝ましてやこれから在宅へという動きがあるわけじゃないですか、その在宅の時に菩提寺の住職と檀家さんがこうい

---

(9)　同様に、谷山（二〇一六）は「すべての宗教者が他者の信仰に寛容になり、普段から心のケアを提供する社会になること（一七八頁）」により、同じように位置づけられる「臨床宗教師」という言葉がなくなることを望んでいる。

う時間が取れれば一番理想的かなと思います〟と昨今の社会的状況を踏まえて、目指すべき方向性を加味して語っていた。

最後に、今のビハーラ僧を取り巻く状況と臨床宗教師[10]のような社会的なムーブメントから、次の語りのように警鐘を鳴らす専任ビハーラ僧もいた。

布教活動とか、いや、いろんなところでいろんな話を聞いたりするのであれなんですけども、臨床宗教師さんとかの話とかで、その一布教であったりはならないとかっていうのもあって、でもビハーラ僧の場合、そういうのが、なんていうんですか、規約みたいな、規約ってわけじゃないですけども、きっちりとそういう育てられたわけじゃない、勉強してきたわけじゃない中で…今はそれでいいかもしんないけど、今後ひょっとしてひょっとすると何か救われたかったら、ウチのお寺の檀家になりなさいよとか言う人も出てこないわけではないわけで…。

四　考　察

1　捉えやすい「宗教的ケア」

以上のインタビューによる調査結果よりそれぞれの語りをまとめていくと、長岡西病院の専任ビハーラ僧の実践内容は、これまでの常勤ビハーラ僧の主だった一日の流れと大きくは変わらず、専任ビハーラ僧四名で分担していることが明らかになった。概括すると、身の回りのお世話や毎日実施されるカフェのお手伝い、病棟の環境整備等を通して利用者との関わりをもち、そして仏教者としての働きである、朝(夕)勤行、死亡退院時のお別れ会(夜中の時間帯も対応)、その他の仏教行事を執り行っていた。ボランティアビハーラ僧を対象にした聞き取り調査(森田二〇一〇b)では、時間的な制限による関わりの不完全感を葛藤として抱くことが明らかになっていた。「登録」の年数が長いが「実働」時間は短かったボランティアビハーラ僧から専任ビハーラ僧という立ち位置に変わり、利用者との関わりの時間を潤沢にとることができ、じっくりと向き合うことができるようになったようである。複数人が同じ立場で居ることにより、お互いに研鑽を積むことができたり、時には比較対象になってしまったりすることもあるだろうが、きちんと時間帯を決めて勤務するスタイルというのはおそらく初の試みであると思われる。複数のビハーラ僧が同立場で存在することによる影響を、今後の検証材料とすることも必要であろう。

信者と非信者への関わりの違いについては、専任ビハーラ僧としてその場に「居る」意識を大切にしており、分け隔てがないと強調しながらも、信者とは長年にわたる寺檀関係の中で成立している繋がりがあり、会話がしやすかったり、何かと声をかけやすかったりするようだ。さらに「生前を知る」ことができるため、従来の「空白期間」が埋められ、菩提寺として関わる姿勢に多少なりとも影響を与えていた。だからこそ菩提寺の住職が病院に出入りするようになり、「ビハーラ僧」が居なくなることを願うという発想になるのであろう。ただ、死亡退院時は、非信者と同様に病棟スタイルのお別れ会をするという語りの

四　考察

(10) 臨床宗教師については、藤山(二〇二〇)に、誕生から現在までの歩みと活動が詳細にまとめられているので、参照されたい。

ように、寺院か病院かという場を明確に分けていると述べる、病棟に居る僧侶としての意識が強い専任ビハーラ僧と、逆に場所が寺院か病院かの違いだけであって、関わるスタンスが全く変わらないと語る、地元の僧侶としての意識が勝っている専任ビハーラ僧がいた。

具体的に宗教的ケアについての語りより、現場実践においては特に意識するわけでもなく、専任ビハーラ僧それぞれが自分たちのできることを粛々と実践していた。その中には、筆者の方で設定していた「宗教的ケア」に当たるような、宗教的なお話をしたり、宗教的空間である仏堂でおつとめを執り行ったりすることが含まれていた。他宗派の経文を読誦することや、それが難しい場合は他のビハーラ僧に繋いで対応するようにしていたが、そのようなリクエストに応じる嬉しさ、僧侶として求められているような感覚を抱いていたのは、純粋に仏教者として認めてもらっているのかと気にしているからであろう。死亡退院時にお別れ会を執り行うことはあっても、その後、条件が整えば葬儀を執り行うこと、帰敬式のような信者向けの「狭義の宗教的ケア（谷山二〇一六）」に当たる実践は、公共空間である病院で行うべきではないという意識が働きながらも慎重にではあるが実際に僅かながら行われていた。死後の疑問に応答することやお墓の相談等、極めて通仏教的に関わる「お坊さん」が、信者・非信者をそれほど意識することなく、また信者・非信者側もそれほど意識することなく、相互にやり取りがなされていることが明らかになった。

この環境が実現できているのは、ビハーラ病棟が地域や利用者側で宗教者の居る「場」として良くも悪くも認識され、独自に定着してきた長年の実績による。医療機関が仏教者を受け入れた特殊な事例[11]であることは言うまでもないが、この環境実現の検証は今後の研究が待たれるところである。ただ、地域性は要因の一つとして考えられる。近年まとめられた地元の仏教会が発行した『長岡市佛教会ものがたり（二〇二一)』に、長岡市仏教会が結成された経緯は不明であるが、一九二二(大正一一)年に開催された第一回長岡市花まつりに市内の寺院が宗派を超えて協力したとある。現在でも、社会啓発活動や仏教普及伝道、国際交流、社会福祉・教育事業として、長岡西病院の緩和ケア病棟「ビハーラ病棟」でのケアにも取り組むとされている。この長年の市内を中心とした寺院同士の繋がりから、長岡西病院モデルともいうべき、一宗一派に偏らない超宗派の仏教者の繋がりが存在し、それらが長年にわたり継続できたのは、「長岡市仏教会」が寄与していたと十分に考えられる。

第3章で論じた、あそかビハーラ病院のビハーラ僧は全員が臨床宗教師の認定資格を有していたが、本章の対象者である専任ビハーラ僧は全員が有していない。これまでの長い年月の経験知の蓄積により、「信者獲得はしない」という暗黙の了解が生じていたが、専任ビハーラ僧の一人が触れていたように、系統的な学びや体系的な研鑽の欠如による固有スタイルを頑なに守り続けている現状がこれからも安泰であることを意味しているわけではない。「臨床宗教師」の「倫理綱領(二〇一六)」や「倫理規約(二〇一六)」では抵触するような状況でも、実際の場合、専任ビハーラ僧の語りからも明らかなように、利用者から関心や興味をもって僧侶の話を聞きたいという欲求が生まれてくることがあり、それまでは関心がないということを表明されていても、その実は知らないだけであったり、個人や「家」と関係がある菩提寺や住職との関係性の問題であったりするような場合も当然考えられる。そういったときに、専任ビハーラ

(11)「ビハーラ」の提唱者であり、真宗大谷派の寺院に生まれた田宮仁の両親と兄たちの支援により新潟県長岡市所在の「長岡医療と福祉の里」の関連事業として「ビハーラ」は計画され、長岡西病院の開設開業とともに、同病院にビハーラ病棟も開設された(田宮二〇〇七)。

僧が特に自分たちの宗派をアピールするわけではないが、情報提供をすることで、患者や家族の置かれている状況も勘案すると、利用者側の方でそのような教義や教えに触れてみたい、もう少し知ってみたいという気持ちから割とスムーズにアクセスしようと行動に移してしまう可能性もある。宗教者を取り巻く状況が少しずつ変化している近年の動向に照らし合わせて改めて考察する余地がまだまだある。

2　捉えにくい「宗教的ケア」

専任ビハーラ僧を対象にした本研究であるが、対象者四名の語りより、病院において専任ビハーラ僧を「やっている」時間はあくまでも全ての「仕事」のうちの部分的なもので、それ以外はもちろん預かる寺院での法務や檀務が占めている。その「二足のわらじ」の中での実践であるが故に、どこかで寺院における僧侶である「私」という視点が入り込み、それだからこそ病院における専任ビハーラ僧である「私」という顔もしっかり意識していることになる。特に、信者が患者となれば、多くの僧侶が経験する、病院や施設において闘病や療養期間が「空白時間」となってしまうという事態を見事にシームレスにカバーする形をとっている。これまでの役割であったボランティアビハーラ僧としては味わうことができなかったこれらの実践経験を通して、より地元の僧侶という立場を意識し、かつ「僧侶」さらに「専任ビハーラ僧」としての役割意識やアイデンティティについて改めて確認することになったであろう。また、求めに応じて、時には僧侶や地域のネットワーク等も活かす地元ならではの機動力が浮き彫りになった。改めての確認となるが、所属教団や「臨床宗教師」の規制外であるが、地域の「仏教者」が病院に出入りしている構図がそこにはある。だが、そこには「臨床宗教師」を引き合いに出した水谷（二〇二〇）が示唆するように、宗教的葛藤を生じさせる恐れがあり、それを解決するには、よって立つ各宗教の教義とは別の、宗教性を排した共通の理念、いわば宗教間の共通言語を用いることによって、その宗教的葛藤を乗り越えていかなければならないことが前提となる。

信者・非信者の大別から見てきた「宗教的ケア」の対象者は、ほとんどと言っても過言ではないぐらい病院に居る「お坊さん」や「僧侶」として専任ビハーラ僧にその眼差しを向けていた。それに反して、あえて「本来の使命」と表現する、自宗派の教えを伝播することに繫がる儀礼や儀式内で、自宗派の経文を読誦することについて、僧侶側のある種の「こだわり」は強い。しかし、利用者目線になると、乱暴な言い方になるが、専任ビハーラ僧の語りから浮き彫りになったのは「お坊さん」に読誦してもらえれば、どの宗派の経文であっても一定の評価が下されるということである。筆者の臨床経験からも宗派に対する執着はほとんど感じられず、何宗であろうが「お坊さん」としてその場に存在することに重きを置いているようであった。つまるところ患者や家族であるケア対象者は潜在的な宗教的ケア能力（大村二〇一九）[12]を期待しているのである。これは、醸し出している雰囲気や存在感、宗教的権威を含めて存在それ自体が「ケア」となっていることを意味している。

遺族調査（岡本、安藤二〇一〇）において、実際に宗教的ケアを受けた患者の遺族に対して、「宗教的ケ

(12) 逆に、『中外日報（二〇二一）』には「『祈りの力は、その宗教者の日頃の行いにかかっている」との声も強い。震災直後、普段は社会の苦の現場に関わることをしてこなかった宗教者が被災地を訪れ、儀礼としての祈りをする姿を見せても、困窮する被災者への現実的寄り添いが伴わなければ、必ずしも受け入れられなかった」と手厳しい現状が明らかにされている。

ア」の評価に使用する一〇項目[13]を設定し、この中で、「牧師・僧侶・チャプレンなどの宗教家と会う」は、必ずしも宗教的ケアということではなくカウンセラーとしてのチャプレン等の有用性をみている部分がある可能性は否定できないとしている。これは暫定的に設定した「捉えやすい」宗教的ケア以外にカウンセリングという視座で考察されているが、必ずしも特に何かケア行動が生じているというわけではなく、先述したように「存在している」という「捉えにくい」形の宗教的ケアとして見ることもできると考えられる。

そして、訴えづらい「高尚な」雰囲気をもつ「僧侶」よりも「俗っぽい」ような「お坊さん」だからこそ話しやすいという利用者の感覚を踏まえると、ボランティアビハーラ僧としての関わりをすでに先行経験としてもつ強みが専任ビハーラ僧にはある。そのような自然体こそが利用される方々にとっても、ちょうど良い塩梅なのかもしれない。特に、寺檀関係にある檀家と菩提寺という構図では、専任ビハーラ僧の語りに見られた「利害関係」という表現が印象的で、その長年の繋がりが良くも悪くもあり、その「柵」が「お坊さん」の実践や役割を狭めてしまっているという残念な実状も明らかになった。

宗教者としての自分の存在を「資源」[14]として関わっていくところに「宗教的ケア」というものが包含されているのではないかと考える。そもそも便宜上、「宗教的ケア」として枠組みを設定したのは、あくまでも学術的な意味合いとして分かりやすくすることであり、実際の臨床現場ではその醸し出される雰囲気すらも「ケア」と呼ばれるものになる。すなわち本章で考察を重ねてきた専任ビハーラ僧の語りを丁寧に読み解くと、僧侶としての存在や生き方が「ケア」として受け容れられている可能性が十分にある。そのために、常勤ビハーラ僧には「職員」という枠が作られ、ある意味で守られていた場合と違って、専任ビハーラ僧は「責任の所在（森田、山本二〇一二）」を含めて、純粋に「仏教者」として「勝負」しないといけないとも言える。医療サイドの視点で言うと、「専任ビハーラ僧」という専門職としての到達点をどこに置くかということになるだろうし、仏教サイドの視点としては、それほどそこに囚われることなく「お坊さん」として関わりをもつことの方が「柵」がなく良いのではないかとなるだろう。この点については、他の章でも触れられている通り、当事者であるケア対象者を対象にした調査研究における検証の必要性を強く喚起しておく。

また本書の鍵概念である「病院」内で宗教者あるいは仏教者がどのように見られているかを確認することは有意義であると考える。長期にわたりビハーラ病棟の医師であった平野（二〇〇四）は、その臨床現場での実践を自身の覚え書きとしてまとめていた。多くの日本人が抱く「人が死ぬ時に関わりの深いもの。縁起が悪いこと」を仏教や僧侶の印象としながらも、「日常生活上に起きてくること、人間にとっての基本的な意味、人間とは何か、一番土台になるところについて教えてくれるのが仏教であり、そして、この

(13)「礼拝や仏事に参加する」、「牧師・僧侶・チャプレンなどの宗教家と会う」、「病院に宗教的な雰囲気がある」、「宗教的な音楽を聴く」、「聖書や仏典の朗読を聴く」、「医師が宗教的話題やお祈りをする」、「看護師が宗教的話題やお祈りをする」、「医師や看護師が宗教を持っている」、「宗教に関する本やビデオを見る」、「病院が発行する宗教的な刊行物を読む」という一〇項目である。

(14)　社会学的アプローチを試みた崎山（二〇一二）は、僧侶が死生との向き合いを避けていくことを防ぐために、「ある相互行為では宗教性を出さずに患者との親密化を図ること。ある場面では袈裟をまとい死生へと向き合うことを導き出すこと」を通して、聖なる時空間と俗なる時空間とを取り仕切るためにこそ袈裟（法衣）の使い分けがなされるとして、病院における相互行為資源として僧侶を位置づけている。

ような素敵な視点を伝える仲介者が僧侶でしょう（二四頁）」や「医療従事者と仏教者との感覚の相違によって、苦しむ人（利用者）に対して、苦しみを軽くするように医療行為を利用しようとすることを考えるのがまず先なのか、あるいは苦しむ人に対して、ただ同じ空間にそばにいて一緒に時間を過ごす、という姿勢になるのか、という対処の仕方が異なってきそうに思います（二五頁）」と述懐する。すなわち、「生死」を取り扱う非医療者であるからこその感覚は、仏教者が利用者と関わる上で大切にするべきではないかと捉えることができる。そこには病院内において、役割が整備されたどの医療職とも違う「ニュートラル」な立ち位置で、それでいて宗教的な独特の雰囲気を醸し出している強みが望まれているようにも思う。

病院が仏教者を受け入れた特殊な事例として片付けたり、多くの病棟利用者が在住しているこの地域が「稀有な」地域であるとしたりするのではなく、長岡西病院モデルともいうべきおよそ三〇年間で確立された独自のフォーマットで、その利用者の潜在的な宗教的ニーズをある程度満たしたとも言える。ただこれは病院単体という枠組みで見るというよりは、地域という大きな視点で病院を見る方が自然であろう。

五　おわりに

臨床仏教を長年にわたり牽引してきたビハーラ病棟で従事する専任ビハーラ僧を対象にしたインタビュー調査を通して、その語りから「宗教的ケア」について改めて考察を試みた。これまでの研究において、管見の限り、常に従事している常勤ビハーラ僧単独かボランティアビハーラ僧と合わせた形の調査研究がほとんどで、地元の仏教者だけに焦点化されたことはなく、その視座が本研究のユニークな点として挙げられる。

常勤ビハーラ僧を単独でもそうでなくても対象にする場合、「病院職員」の性質が色濃く反映され、その実践は「業務」という側面が強かった（森田二〇一〇a）。本研究では業務委託をしている団体から出向している地元の仏教者を対象にしているため、「医療における」という文脈より「寺院や僧侶を取り巻く環境における」という文脈が色濃く、「業務」というよりは「役割」や「働き」という側面の方が強調されていた。そのため、「ビハーラ僧」の「働き」を通して、将来的な寺檀関係への気づき、将来の寺院に対する思い、そして僧侶の構想にまで専任ビハーラ僧の語りが広がっていったと考えられる。

新潟県長岡市という地域性、すなわちこの地に脈々と受け継がれてきている「長岡市仏教会」を基盤にした仏教者の繋がりが独特であり、それぞれの所属宗派を縦にするならば、横の繋がりとも言うべき宗派を超えた連携・協働は、仏教会として事業展開をしている医療への参画を含めて、それぞれ自宗派の後進への継承にも大きく影響している。田宮（二〇〇七）は、「ビハーラ開設準備時には、新潟県仏教者ビハーラの会会員の中の希望者に対して延べ三〇数時間にわたる研修を行い、ビハーラ開設当初はその研修修了者が病棟にかかわったという経過がある。現在、同会（現在は仏教者ビハーラの会と称す）の会員で自発的にビハーラ病棟にかかわる僧侶に対して特別な研修を用意していないが、先輩が後輩を導く形でビハーラ僧としての心得やマナーが受け継がれている（九三頁）」と開設当時からのビハーラ僧育成について触れているが、昨今の育成状況について画一的に整備されているとは言い難い。だからこそ独自に展開した特殊事例として片付けてしまわないように、「ビハーラ僧」の整備が待たれるところである。

当然のことながら、これらは参画を許し仏教者の受け入れを紆余曲折があっても認め続けた「病院」があってのことである。特に決まった枠組みに基づいたものではなく、先駆的に展開がなされた結果が現在の姿となる。条件付きではあるが、現在の日本の宗教事情を鑑みると、医療と仏教の融合された一つの答えと言えるかもしれない。そのため、これらの環境が長年にわたり整えられ成熟してきたことを踏まえると、本研究において明らかになったことを容易に一般化できるわけではない。だが、地域性や病棟を取り巻く環境、これまでのプロセスをある程度考慮するならば、「宗教者は病院で何ができるのか」という大きな命題に対する一つの答えとなり得るであろう。

今後、本研究を端緒とし、「宗教的ケア」を介して仏教者の在り方についてなお一層議論されることを期待してやまない。

謝　辞

調査にあたってご協力いただきました長岡西病院ビハーラ病棟専任ビハーラ僧の方々に心より感謝申し上げます。

※本章は、二〇二〇年九月一九日に駒澤大学を主催校としてオンラインで開催された日本宗教学会第七九回学術大会パネル「医療現場における宗教者による非信者への宗教的ケア」における筆者の発表「超宗派の専任ビハーラ僧による非信者への宗教的ケア」を元に大幅に加筆修正し、原稿化したものである。

参考文献

『中外日報』二〇二一年三月一〇日「社説　問われる祈りの真価」
藤山みどり『臨床宗教師―死の伴走者』高文研、二〇二〇年
福永憲子『最期にビハーラは何ができるか―日本的看取りとビハーラの展開―』自照社出版、二〇一五年
平野博『ターミナルケア　私の覚え書き』北越出版、二〇〇四年
樺澤賢正「専任ビハーラ僧の活動」『仏教看護・ビハーラ』第十六号、二〇二一年、六〇―六六頁
水谷浩志「ソーシャル・キャピタルとしての宗教と共生理念―臨床宗教師の事例から」『共生文化研究』第五号、二〇二〇年、四一―六〇頁
森田敬史「ビハーラ僧の実際」『人間福祉学研究』第三巻第一号、二〇一〇a年、一九―三〇頁
森田敬史「ビハーラ病棟での実践からみえてくる仏教者の役割」『日本仏教社会福祉学会年報』四一、二〇一〇b年、八一―九二頁
森田敬史、山本佳世子「超宗派の専任ビハーラ僧の諸相―常勤ビハーラ僧との比較検討を通して―」『真宗学』第一四三・一四四合併号、二〇二一年、五一―七二頁
長岡市仏教会『長岡市佛教会ものがたり―写真と資料で振り返る―』二〇二一年
日本臨床宗教師会『臨床宗教師倫理綱領』二〇一六年（http://sicj.or.jp/uploads/2017/11/rinri.pdf）
日本臨床宗教師会『臨床宗教師倫理規約（ガイドライン）および解説』二〇一六年（http://sicj.or.jp/uploads/2017/11/guideline.pdf）
大村哲夫「臨床宗教師ならではのケア：宗教的ケアとスピリチュアルケアのはざまで」『東北宗教学』一五、二〇一九年、二六三―二八四頁
岡本拓也、安藤満代「遺族からみた終末期がん患者に対する宗教的ケアの必要性と有用性」『遺族によるホスピス・緩和ケアの質の評価に関する研究』財団法人日本ホスピス・緩和ケア研究振興財団、二〇一〇年、八〇―八五頁
崎山治男「仏教ホスピスにおける相互行為の技法―宗教的資源という装置―」『立命館産業社会論集』第四七巻第四号、二〇一二年、六九―八〇頁
田宮仁『ビハーラの提唱と展開　淑徳大学総合福祉学部研究叢書25』学文社、二〇〇七年
谷山洋三『医療者と宗教者のためのスピリチュアルケア―臨床宗教師の視点から』中外医学社、二〇一六年

第5章　非信者への「祈り」というケア
――天理よろづ相談所病院「憩の家」の事例から

山本佳世子

一　はじめに

1　背景と問題の所在

筆者はこれまでスピリチュアルケアの研究および人材養成、実践に携わってきたものである。日本においては一九八〇年代以降、緩和ケア領域を中心にスピリチュアルケアの理論および実践が蓄積されてきたが、その代表的論者・実践家は宗教者であるか、クリスチャンであるなど、何らかの信仰を有するものが多かった。一方で、日本スピリチュアルケア学会でスピリチュアルケア提供者の資格認定が始まり、各地で人材養成が行われているが、その受講者は特定の信仰を持たないものも多い。筆者自身も特定の信仰を持たない立場として、スピリチュアルケアに関わってきた。

米国では様々な宗教の宗教者がチャプレンとして、スピリチュアルペインを抱える患者のスピリチュアルケアに携わる。伊藤（二〇一〇）は、人間のスピリチュアルな深みを大切にするためには宗教を経由するという伝統と、諸宗教それぞれが人間のスピリチュアリティの深みに迫る真実性を持っていると認め合う文化が米国にはあるからだと述べる。一方で、日本は近代以降宗教を手放し（諸岡・桐原二〇〇九）、日本人の多くは「無宗教」を標榜する。それでも人生の危機的な状況等においてはスピリチュアルペインを抱えるが、抱えるその苦悩が心理的苦痛とは異なる宗教的・スピリチュアルなものであるという自覚すらない場合も多いのではないだろうか。「人間のスピリチュアルな深みを大切にするためには宗教を経由する」という理解が社会的に共有されているとは言い難い日本においては、スピリチュアルペインを抱える患者が自ら宗教者との対話を望むことは少ない。そうした状況において、日本では谷山（二〇〇九）のモデルに依拠しながら宗教的ケアとスピリチュアルケアを別個のものとして区別し[1]、特定の信仰を前提とする宗教的ケアとは異なるスピリチュアルケアも模索されてきた。筆者自身、非宗教者がスピリチュアルケアに携わる意味を考えてきたものである（山本二〇一四、二〇一六）。

そうした中で筆者は二〇一七年に天理医療大学に赴任し、天理よろづ相談所病院（通称「憩の家」。以下「憩の家」と記す）の宗教者の活動を目の当たりにし、大きな衝撃を受けた。スピリチュアルケアや臨床宗教師によるケアの概念には当てはまらない、宗教を前面に出した宗教的ケアが、非信者の患者に対して広く実践されているのである。それはスピリチュアルケアや臨床宗教師のこれまでの議論の常識を覆すものである。実際にどのような活動が、誰によって、どのように行われ、その活動は非信者の患者・家族にどのように受け入れられているのだろうか。

2　先行研究

宗教的ケアとスピリチュアルケアの関係

スピリチュアルケアと宗教的ケアの関係について谷山は、スピリチュアルケアを「自分の支えとなるものを（再）確認・（再）発見することで、生きる力を取り戻す援助もしくはセルフケア」（谷山二〇一六）と定義し、そこに宗教性が介在するのが宗教的ケアであるとする。その上で、宗教的ケアとスピリチュアルケアについて、「A　狭義のスピリチュアルケア」「B　狭義の宗教的ケア」「C　宗教的資源の活用」があり、AとCを合わせたものが「広義のスピリチュアルケア」、BとCを合わせたものが「広義の宗教的ケア」であるとする（図5-1）。「B　狭義の宗教的ケア」は信者のための儀礼や教化活動であり、それらは信仰を求めていることを確認した上で行われるべきものであると述べる。「C　宗教的資源の活用」とは「宗教的行為を伴うスピリチュアルケア」ないし「信仰を前提としない宗教的ケア」であり、具体的には数珠や十字架の授与、読経や祈り、聖典の言葉の紹介などを挙げる。

「憩の家」について

「憩の家」を含む異なる宗教的背景を持つ複数の病院における医療と宗教の関係を比較検討した論考と

（1）谷山は、宗教的ケアとスピリチュアルケアの違いとして、スピリチュアルケアではケア対象者の世界観・価値観にケア提供者が入っていくことでケア対象者を支えようとするのに対し、宗教的ケアはケア提供者の世界観・価値観にケア対象者を引き込むことで支えようとするのであり、ケア提供者が自身の世界観・価値観に基づいてケア対象者に対して何らかの助言や回答を提示することが求められるとする（谷山二〇〇九）。

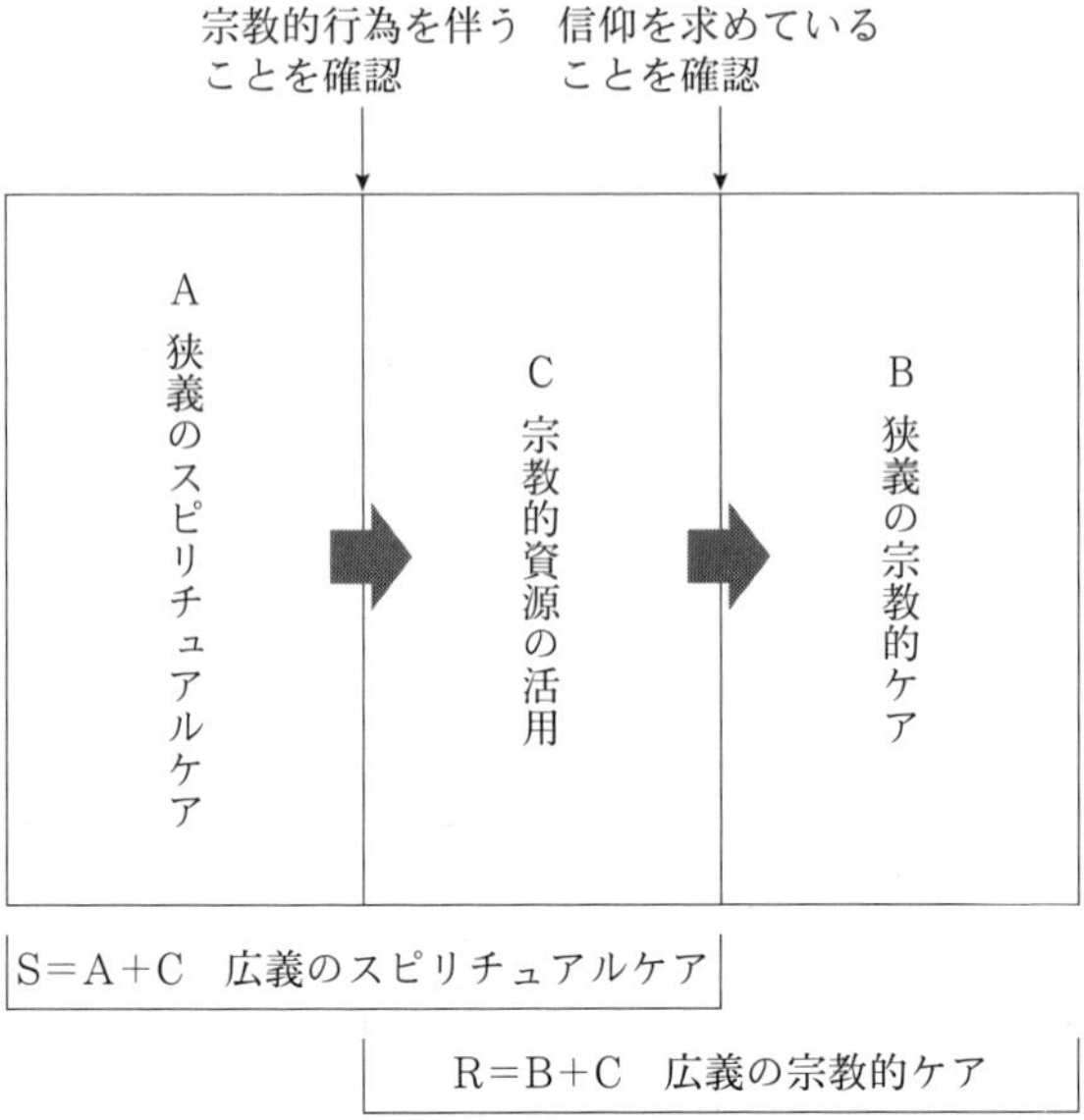

図5-1　スピリチュアルケアと宗教的ケアとその共通領域としての宗教的資源の活用（谷山 2014）

して、石井の論考（石井二〇〇七）がある。石井は、キリスト教カトリック、キリスト教プロテスタント、天理教、PL教団、立正佼成会を背景とした病院と、比較対象として公的医療施設の計六医療施設に聞き取り調査を行い、それぞれの特徴を比較検討している。宗教的背景を持つ五つの医療施設全てにおいて宗教活動部門があり、宗教者が院内におり、礼拝堂といった宗教設備があるという。その活動内容としては、PL教団のPL病院はPL教師が院内で自由に活動を行うことはなく、キリスト教系二病院ではチャプレンが数名程度であるのに対し、天理教の「憩の家」では天理教教会長職等にある者の中から一〇〇人程度が講師として委嘱され、毎日三〇人程度が院内を巡回しており、圧倒的な規模である。しかし、キリスト教系の病院におけるチャプレンの活動の実態は若干の報告がある（柴田・深谷二〇一一、清田・池永二〇〇五）ものの、「憩の家」の宗教者の活動に関する報告や研究は少ない。

「憩の家」は奈良県天理市にある病床数七〇〇床を超える大規模総合病院であり、京阪神地域の基幹病院の一つである。一九三五年に「天理よろづ相談所」として開設され、一九六六年に「財団法人天理よろづ相談所」に、二〇一一年に「公益財団法人天理よろづ相談所」となった。天理教の教えに基づいて設置、運営され、「病む人の陽気ぐらしをめざして」を基本理念とし、「病む人が心身共に憩える場」であることを目指して設立当初から、医学と信仰と生活の三側面からの全人的医療を掲げている。信仰に関する部署である事情部では、天理教の教えに基づいた心身の苦悩の解決を目指し、全国の天理教教師の中から委嘱された講師が活動を行っている(2)。了解を得た全入院患者を訪問し、対話と病気平癒を祈る「おさづけの取り次ぎ」を行っている。外来や電話・手紙相談、朝夕のおつとめ等も実施しており、また、当直勤務もあり、患者が死亡した場合は事情部講師（以下、講師とする）が二十四時間いつでも霊安室でのお見送りを主導する。患者に占める天理教信者の割合は15％程度と言われており（石井二〇〇七）、大半の患者は非信者である。

こうした講師の活動は、スピリチュアルケア概念には当てはまらず、宗教的ケアとして記述していく必要を深谷（二〇一六）は指摘している。「おさづけの取り次ぎ」は、本来信者のための儀礼であり、相手の救済のための「おたすけ」活動の一環であるが、病院では教化目的ではない「信仰を前提としない宗教的ケア」として行われており（石井二〇〇七）、谷山の言う「宗教的資源の活用」に位置付けられるであろう。

（2）　病院設立の理念と経緯、事情部の活動概要については、深谷の論考にまとめられている（深谷二〇一六）。

3 目的

本章では、病院における宗教者による非信者への「心のケア」の一例として、「憩の家」事情部講師の活動を取り上げる。まず講師に対するインタビュー調査により、「信仰を前提としない宗教的ケア」[3]がどのように非信者に対しなされているのかを示す。さらに患者へのアンケート調査により、非信者の患者はなぜ「おさづけの取り次ぎ」という非常に宗教的な行為を受け入れるのか、それは患者にとってどのような意味があるのかを検討する。それらを通じて、患者への「心のケア」の一環としての非信者への「宗教的ケア」の意義やあり方の可能性を探ると同時に、日本人の死生観の一端を示すことを目的とする。

二 「憩の家」における非信者へのケア——講師へのインタビュー調査より

1 方法

二〇一七年六月現在、「憩の家」に講師は七九名が登録されていた。在職年数は最長二〇年、年齢は五〇歳代～七〇歳代、男性四八名と女性三一名である。インタビュー調査は健康等の支障がなく、経験や実績のある者を対象とするため、七〇歳未満で活動年数五年以上の者を対象とした。以上の条件に該当する一七名（男性一一名、女性六名。A～Qで示す）全員から協力を得ることができた。調査は二〇一七年一一月～一二月に行った。

2 結果

対象者の属性と活動内容概要

対象者の勤務年数は六年〜二〇年、平均一〇年であった。勤務形態は、常勤三名、嘱託一四名（月八日勤務）であり、嘱託の者は教会長や前教会長、その家族、詰所主任等であった。

講師は出勤すると事務員が作成した入院患者リストから、訪問する患者の分担を決める。担当病棟に行き、看護師に訪問の可否を尋ねた後、患者の病室を訪問する。患者の了解を得て、対話と「おさづけの取り次ぎ」という病気平癒の祈りをする。原則四日ごとに訪問しているが、断られた場合は以後も訪問しない。宿直もあり、患者が亡くなったら必ず講師が霊安室でお見送りをする。その他に朝夕のおつとめ、電話・手紙相談等も行なっている。

訪問目的

講師はなぜ患者のもとを訪れるのか。皆が「とにかくよくなってほしい」と答えた。しかし、そこには、身上（身体）治しを重視する講師と、病をきっかけによりよく生きるように（天理教の「陽気ぐらし」に近づくように）なる心治しを重視する講師がいた。

身上治しを重視する講師はおさづけを取り次ぐことに活動の重点を置いており、少しでも早く良くなるように、神さまの力を取り次ぐという。「おさづけを取り次がせていただくのが一番基本、大事なこと」

（3） 二〇二二年四月より、「事情部講師」から「事情部教師」に名称が変更されたが、本稿では調査時の名称である「講師」を用いる。

（H）、「おさづけのために話をする」「おさづけを取り次いで人様に助かってもらうのが務め」（Q）と言われた。

それに対し、心治しを重視する人は、対話を通じて深いレベルで交流することを望んでいた。「おさづけに固執するわけじゃないので」（B）、「ナンバーワンモットーにしておるのが、人の話を聴く」（C）、「おさづけすることだけが目的じゃない」（O）と言われた。対話によって「その人の心が明るくなれば、「それはそれで大きなおたすけだ」（B）、「とにかく病んでる人の話を聞かせてもらうことがたすかり」（C）だと言う。もちろん「おさづけの取り次ぎ」もするが、病気はおさづけを取り次ぐことによって神さまが治してくれるので、心治しが講師の仕事だと言う（F）。

布教志向

ただ、いずれにしても「おさづけの取り次ぎ」や対話の目的は天理教の布教ではないと言う。「病院ですからね。そういう（信仰）目的にみなさん来られるわけじゃないので」「適切な医療を受けて、ちゃんと体をよくして帰りたいっていうのが、患者さんの思いですから」（J）と語られた。病院では「信仰してほしい」ではなく「心が助かってほしい」（F）であり、布教しないことについて「信者にならなくても幸せに向かえばいい」（J）、「何か物の見方を変えてもらえたら、神の思いに沿うこと」（M）と捉えることで納得していた。

対話の内容

対話においては天理教用語は使わずに、信仰の話を直接的にするのではなく、それにつながる話をするという。主に「感謝しよう」「喜ぼう」「とにかく褒める」ということであった。「奥さんにありがとうって言うてみてください」(C)、「嘘でもいいから、心の中で思ってなくてもいいから、ありがとうって言ってみ」(M)、「これくらいですんでありがたいですね」「健康のありがたさがわかってありがたいですね」(K)、「しんどい中でも喜ばしてもらいましょ」「喜び探しをしましょ」(L)、「作り笑いでもいいから、前向きな心遣いをするようにしたら、必ず良くなるから」(Q) 等が挙げられた。ただし、入院期間が長くなったり、入退院を繰り返す中で関係が深くなったりすれば、より深い信仰の話をすることもあるという。

「おさづけの取り次ぎ」の実際

おさづけを取り次ぐに当たっては、どこが悪いのかを患者に聞き、患部に手を当てるようにして行う。まさにその箇所がよくなってほしいと精一杯神さまにお願いするということで、祈りの内容が漠然としたものではなく、非常に具体的であり、講師の「よくなってほしい」という思いが患者にも伝わりやすいのだろう。講師の訪問を断る人は1～2割であり、非信者であっても合掌したり、目を瞑ったりして受ける人が多く、受ける人の8～9割が熱心に受けるという。一方で、テレビをつけたままであったり、家族と話しながら受けられるという患者も多くはないがいる。また、話だけして「おさづけの取り次ぎ」は断られるという人も少数ながらいる。

患者の反応としては「あったかい」「気持ちがいい」と言われることはよくあると多くの講師が語った。

実際に、おさづけを取り次ぐことで良くなる、効果があるのかどうか尋ねると、実際には短い入院期間に一回二回関わるだけでその後を追うことができないので確認できないと言う（P）。しかし、よくなったり退院したりして「神さまが働いてくださった」と思うことはよくあると多くの講師（I、J、K、L、N、O）が言われていた。ただ、劇的によくなったようなケースでも、看護師長には「『ふーん』って言われた」（M）という話もあった。そのことについて、Mは「僕らは影でいい。神さん働いてくれました、っていう必要はない。私がそう感じればいいこと」と語っている。

非信者にとっての「おさづけの取り次ぎ」

非信者は、なぜ「おさづけの取り次ぎ」という非常に宗教的な行為を受け入れるのだろうか。講師からは、まず「日本人の国民性」（C）という言葉が出た。「いろんな宗教、お寺さん、お宮さん、カミさん、神仏、八百万の神にもたれるというのは、多かれ少なかれある」（C）といい、合唱して手を合わせておさづけの取り次ぎを受けている姿を「その人にとっての神さんにもたれている」（E）、「その方の神さまに対する時間」（F）と表現した。

また、「やっぱり助かりたい」（C）、「やっぱり不安」（J）だからだとも言う。その時に、「講師の助かってほしいと祈る心と、患者の助かりたいと願う心が同調する」（B）と言い、患者は天理教の神さまを思っているわけではないとしても、やはりその瞬間は神聖なものだと言う。Mは病院外でたまたま出会った人にこちらが講師と知らずに「あの病院は拝んでくれるんだ、ほんまにありがたい」と言われたことがあるというエピソードを挙げて、それは「祈ってくれて奇跡的なことが起こるってその人が信じているという意味ではなくて。祈ってくれる、それは本気で治そうとしてくれているってことであり、それがありがたいって言われたんだと思う」（M）と述べた。もちろん中には「天理教の病院やし、するならしてき」という態度の人もいるが、そういった人でも「不思議ですね。大概ね、ふわっと向いて『ありがとう』って言いますね」とMは語っていた。宗教的な治病儀礼への信頼はなくとも、自分の回復のために祈ってくれることに対しては、「ありがとう」と言う言葉が出てくるというのだ。

特定の宗教を超えた「祈ってもらうこと」によるケアの可能性が窺える。

お見送りの実際

患者が亡くなられた際には、霊安室で医療者ではなく事情部講師が病院を代表して挨拶をする。これは家族への挨拶ではなく、患者への挨拶だという。生まれ変わりの教理に基づいての挨拶が基本となる。亡くなられた患者のこれまでの人生を「お疲れ様でした、ありがとうございました」とねぎらい、「ゆっくりお休みください、遺されたご家族をお守りください、そして少しでも早く、またこの世にお戻りくださ い」と患者に語りかける。

戻ってくることを強調する講師と、見守ってくれることを強調する講師がいた。戻ってくることを強調する者は、天理教の教理を重視し、他の信仰を持っている患者に対しても「天理教ではこう教えられています」（N、P）という言葉を添えた上で、同じ挨拶をする傾向があった。そのことについて、Dは「キリスト教の言葉、教えてもらってないから。こちらの言葉で言うしかない」と述べた。対して、見守ってくれることを強調する者は、遺族の死生観を重視する傾向があり、他の信仰をもっている人には言葉を変えることもあると言う。例えばキリスト教の患者であれば生まれ変わりについては触れなかったり（J）、「どうぞ天国に」（A）と言ったり、信者でない場合に「仏様の元でどうぞゆっくりお休みくださって」（A）と話したりするというのである。

病棟では、医療者が表であり、「僕らは影でいい」と言うが、お見送りについては事情部講師が表に出てくる場面であり、まさに「病院の理念の体現者」として存在すると言える。宿直で初めて会う患者、救急で運ばれてきてそのまま亡くなられる患者、子どもや若い人もいる。とにかく「その人の生きた証に対して最高の敬意を示す」（B）、「御霊さんに対しての最高の敬意の表し方」（N）とこの仕事を表現していた。また、その場に医療者しかいなければ、挨拶は遺族に向けてのものとなるが、「我々は遺族に挨拶をするのではなく、亡くなられた方の魂に挨拶をする」（A）のだとも言う。

講師を支える教理・ぢば

講師にとって、これらの「宗教的ケア」を提供することが彼らの誇りであり、支えになっていることが窺えた。スピリチュアルペインであったり、治ることがないといったり、どうにもならない状況においても、「おさづけ」がある。なんとか励ましたい、少しでも前を向いてほしいと思っても、かける言葉がないと言うときでも、できることがある。それらが彼らを支えていた。「『うまくいかなかった』『力足りなかった』と言うことはありますか？」と尋ねても、一定数の講師が「そう言うことはない」と答えるのである。Qは「我々は（おさづけという）すごい宝を持ってるので」と言う。「おさづけがある」ということによって、彼らは無力感に打ちひしがれるということを免れているようであった。

しかも「ここはおぢば（天理教の聖地）の病院だから」「それ（おさづけの取り次ぎ）によって体が元気になるっていうの、分かってますから」（G）と語る講師もいた。Jは講師の活動が「おぢばでのおたすけのご用」であるということを光栄に思っていると語った上で、「おさづけを取り次いでもらったら気持ちよくなる」というのは「おやさま（教祖）が働いてくださるんだから当然」と話す。「おぢばでのおたすけ」であり、神さまが必ず働いてくださるという確信も彼らを支えていることが窺えた。

医療者との協働

このような活動を行なっている講師だが、医療者との協働については、基本的に「断絶」している。個人情報保護の観点から、互いに情報共有はせず、それぞれ独立して動いているのである。講師が病棟に行っても看護師からは基本的には訪問の可否について返事があるだけで、病名も状態も何も教えてもらうことはない。講師も患者との対話内容を医療者と共有することはない。「同じチームの一員」ではなく、「別のチーム」として同じ患者のケアに当たっているという状態である。

ただし、強いスピリチュアルペインの表出があったり、夜中に不穏でどうしようもなかったりというような、医療者がどうにもできなくなった患者がいた時に、看護師や医師に講師が呼ばれることもごくたまにあるという。例えばMは「師長さんが、『なんとかしてください、神さまいるんでしょ？』と。そう言われたら、宗教者の立場ですから、決断した」と覚悟を決めてより踏み込んだ関わりをしたという事例を挙げた。看護師の信者割合が高いこともあり（石井二〇〇七）、基本的には断絶しながらも、根底には信頼関係があることが示されている。

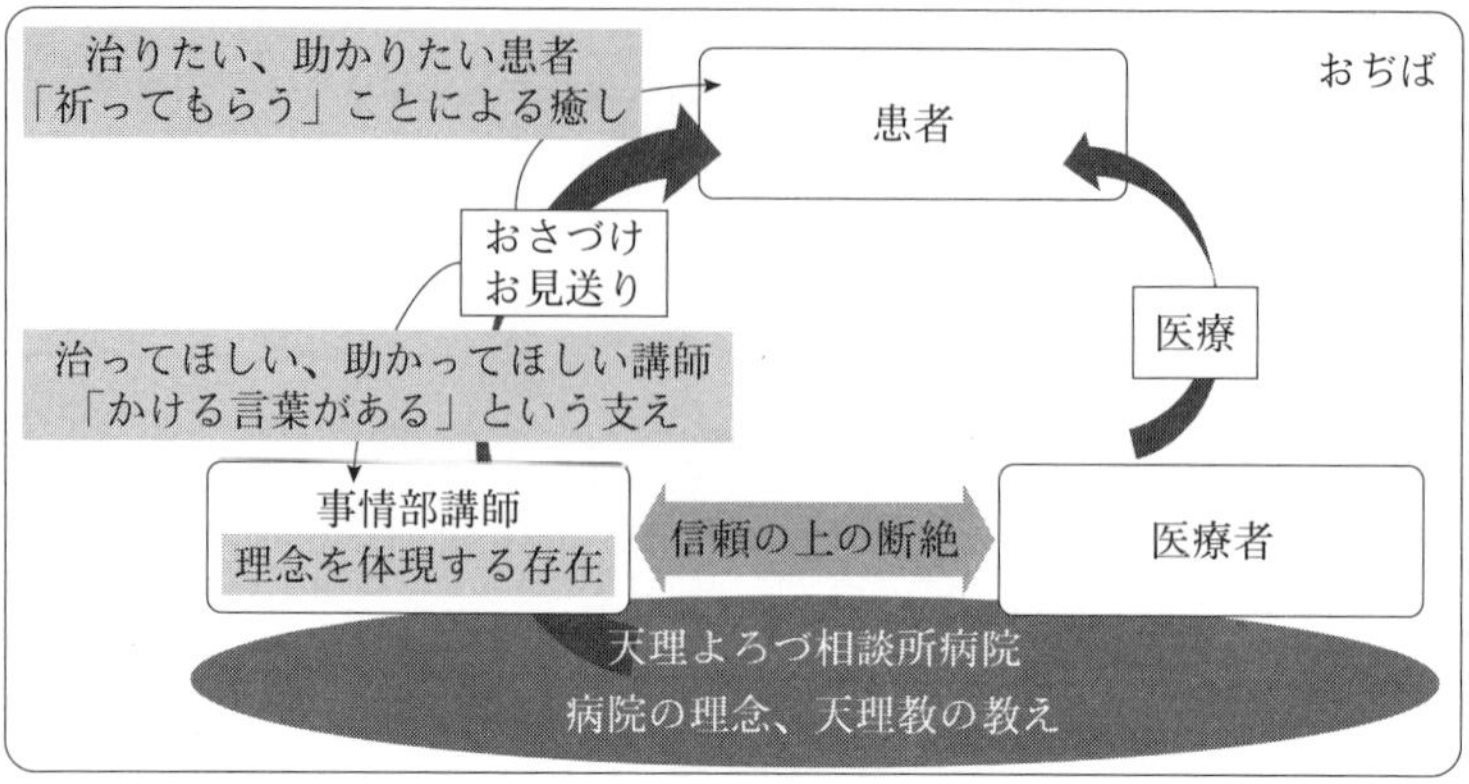

図５–２　事情部講師から見た非信者への「心のケア」の構造

宗教者が勤務する他の病院の中には、医療者と宗教者がカルテを共有し、カンファレンスに宗教者も同席するといった形で、同じチームの一員として協働するところも多い。しかし、そうした宗教者たちはいかに自らの活動や意義を医療者に理解してもらうかということに苦心している。宗教者としてのケア力だけでなく、医療者と協同するためのコミュニケーション力が求められるのである。「憩の家」のように八〇人規模の宗教者が活動している場合、一人一人にそのような力を求めるのは難しい。それ故、「断絶」が医療者と宗教者が同じ場で仕事をするためには必要なことと考えられる。「よくわからないけど、いい」という信頼の元、医療者が干渉しない自由な活動が認められ、いざという時には助けてもらう「信頼の上の断絶」が講師の活動を可能としている。(4)

３　考　察

講師から見た非信者への「心のケア」の構造

以上の結果から見えてきた講師から見た非信者への「心のケア」の構造を図５-２に示す。病院の理念、天理教の教えをべースに、講師も医療者も患者のケアを行っているが、この両者は「信頼の上の断絶」と言う関係にある。講師は「おさづけの取り次ぎ」やお見送りを通して患者に関わるが、それはまさに病院の理念を体現する存在であった。患者は「治りたい、助かりたい」という思いの中、「おさづけの取り次ぎ」や講師によるお見送りを受け、「治ってほしい、助かってほしい」という願いを持った事情部講師に「祈ってもらう」ことによって癒しを得ていると講師は捉えている。また、事情部講師は「かける言葉がある」「ここはおぢばである」ということに支えられていた。

「宗教的資源の活用」による「間接的な宗教的体験」

「憩の家」の講師の語りからは、病院における「宗教的ケア」のあり方として、「宗教的資源の活用」がなぜケアになりうるのか、「間接的な宗教的体験」と呼びうるものの可能性が示唆される。ケア対象者にとって「おさづけの取り次ぎ」を受けることは「困った時の神頼み」に通じる宗教の利用という側面があるだろう。しかし宗教者にとっては、自らの信仰に基づいた神に対する真摯な祈りであり、それは神やその力への確信に基づくものである。ケア対象者が、面前の宗教者が祈りの力を確信していることをその祈りに感じ取るからこそ、癒しとしてそれが機能するのではないだろうか。

「超越的存在・力」を完全に否定することはできないが、すがらない／すがることのできない日本人の

(4) このような「信頼の上の断絶」は筆者が臨床スピリチュアルケア・ボランティアとして活動する堺市立総合医療センターでも見られる。堺市立総合医療センターでの活動については橋本ほか(二〇一七)に詳しい。

一つの姿がそこにはある。小説家の大江健三郎は「信仰を持たない者」を「世界のあらゆるものに確信を持たない者」とした上で、「人間とは何か、社会とは何か、生きるとは何か、という問いに対し、確言は絶対にしないが、問い続けることが『信仰を持たないものの祈り』」（大江一九九二）であると述べる。哲学者の森岡正博は「『あの世はあるのか』とか、『人生の意味は何か』とか、そういうことを考えていくことを、人間にとって非常に大事なことだと思っている」（森岡一九九六）としたうえで、それでも『絶対の真理がすでに誰かによって説かれている』。そういう感覚を私はけっして持つことができない」（森岡一九九六）と表明している。超越的存在の存在や不在を確信する有神論でも無神論でもなく、あくまで「確信しない」という立場を保持する不可知論の立場から、それでも問い続けることをやめない一つの日本人の姿を示している。

こうした「超越的存在・力」を否定はしないが、確信を持つことをしない／できない者が、「超越的存在・力」を信頼し、確信する宗教者に「祈ってもらう」のが「おさづけの取り次ぎ」ではないだろうか。自身は確信を持たないが、目の前の宗教者を「確信を持っている者」として信頼する。自身は確信を持たないが、確信を持つものに「祈ってもらう」ことによって「超越的存在・力」に間接的に触れるという「間接的な宗教的体験」をしている可能性がある。それは「直接的な宗教的体験」ではないがために、それによって信仰の道や「確信へと向かう道」に進むわけではない。しかし、「間接的な宗教的体験」によって「癒し」を得るのである。

谷山（二〇一六）が述べるように「宗教的資源の活用」によって非信者が癒されるのも、同様に宗教者やそこで提示される宗教的資源が「超越的存在・力」に繋がっており、非信者がそれらに触れることよって「超越的存在・力」に間接的に触れることができると感じるからではないだろうか。

4　まとめ

以上のように、「憩の家」講師の語りからは、「病院の理念の体現者」として存在する講師が、「心のケア」として、医療者との「信頼の上の断絶」によって、「おさづけの取り次ぎ」やお見送りといった「信仰を前提としない／布教伝道を目的としない宗教的ケア」を行なっていることがわかった。事情部講師は、ここが「おぢばの病院」であることや天理教の教理に支えられて活動を継続している。そこでは事情部講師の「治ってほしい、助かってほしい」という祈りと患者の「治りたい、助かりたい」という願いが共鳴することで「祈ってもらうことによる癒し」が起こっていた可能性が示唆され、それは宗教者による祈りによって間接的に「超越的存在・力」に触れるという「間接的な宗教的体験」と呼ぶべきものであるという仮説が立てられた。

次節では、患者へのアンケート調査を基に、この仮説を検証し、宗教者による「宗教的資源の活用」という宗教的ケアが患者にとってどのような意味を持つのかを検討する。

三　「憩の家」における非信者へのケア——患者への質問紙調査より

1　方　法

「憩の家」の全病棟（ただし、精神神経科病棟は講師の訪問がないため除外する）に入院する二〇歳以上の全患者のうち、質問紙に自筆での回答が可能な者を対象とした。

調査票の配布と回収にあたっては、「憩の家」看護部に協力を依頼し、二〇一八年一二月の一週間、各病棟看護師より期間内に病棟に入院する対象となる患者に調査票と回収用封筒を配布してもらい、各病棟に回収箱を設置した。調査票に回答したら、本人または看護師に回収箱に入れてもらった。主な質問項目は①属性、②講師との関わりの有無、③講師との関わりの内容と評価である。

各項目について単純集計を行なった後、回答者の属性と事情部講師の活動の捉え方の関係についてクロス集計を行った。分析にはSPSS statistics ver.26を用いた。自由筆記における質的データについては、類似する内容ごとに分類してカテゴリー、サブカテゴリー化する質的帰納的分析を行った。

対象者には、研究の主旨を文書で説明し、調査への協力は自由意志に基づくものであること、参加しなくともなんら不利益は生じないこと、調査は匿名で行うものであり個人が特定されることはないこと、本調査で得られた情報は研究目的でのみ使用すること、回収した調査票は厳重に保管し研究が終了すれば適切な方法で廃棄処分とすることを明記した。研究参加については、調査票の提出により同意を得たものとすることを文書で説明した。本研究は天理医療大学研究倫理審査委員会（通知番号第１２１号）および天理よろづ相談所病院倫理委員会（通知番号第９９０号）の承認を得て実施した。

２　結　果

回収率と属性

調査票を二九〇人に配布し、二二七人より回収できた（回収率78％）。うち、一切の回答がなかったものを除く二二四の調査票を有効回答とした（有効回答99％）。
回答者の属性を表5‐1に示す。年齢は六〇歳以上が七割以上であった。性別は女性が46・0％、男性が50・9％、無回答が3・1％であった。宗教は天理教が14・7％、天理教以外が78・6％、無回答が6・7％であった。入院回数は初めてが35・3％、二回以上が64・3％、入院期間は一週間以内が24・1％、一週間以上が75・9％であった。

講師の訪問

講師の訪問の有無と断った場合の理由（自由筆記）、「訪問があった・覚えてない」と回答した二〇三人

表5-1　回答者の属性

年　齢	20歳代	6人	2.7%
	30歳代	10人	4.5%
	40歳代	14人	6.3%
	50歳代	24人	10.7%
	60歳代	76人	33.9%
	70歳以上	89人	39.7%
	無回答	5人	2.2%
性　別	女性	103人	46.0%
	男性	114人	50.9%
	無回答	7人	3.1%
宗　教	天理教	33人	14.7%
	仏教	114人	50.9%
	キリスト教	2人	0.9%
	神道	3人	1.3%
	特定の信仰ない	51人	22.8%
	その他	6人	2.7%
	無回答	15人	6.7%
入院回数	初めて	79人	35.3%
	2〜5回	113人	50.4%
	6回以上	31人	13.8%
	無回答	1人	0.4%
入院期間	1週間以内	54人	24.1%
	1週間〜1ヶ月	131人	58.5%
	1ヶ月〜3ヶ月	29人	12.9%
	3ヶ月以上	10人	4.5%
	無回答	0人	0.0%

について訪問を受けてどのような関わりがあったかを尋ねた結果を表5‐2に示す。回答があった者のうち、83％が訪問を受け入れている。「訪問がなかった」を選んだ者の中には、入院直後で訪問がまだなかった者の他に、以前の入院の際に断った者が含まれていると

表5-2　講師の訪問

訪問の有無（n＝224）	訪問があり、対話等をした	186人	83.0%
	訪問があったが、断った	8人	3.6%
	訪問はなかった	20人	8.9%
	覚えていない	1人	0.4%
	無回答	9人	4.0%
断った理由（自由筆記）	体調上の理由	2人	
	講師以外に訪問してくれる天理教関係者がいる	1人	
	講師による	1人	
	忙しい	1人	
断ってはいないが不快・不要（自由筆記）	忙しい・断りにくいが負担	3人	
	来る時間を知らせてほしい	2人	
	体調的にしんどい	2人	
	来るのは1回だけでいい	1人	
	講師による	1人	
関わりの内容（n＝195）	病気について話した	143人	73.3%
	病気以外のことについて話した	58人	29.7%
	天理教の教えや考えを教えてもらった	27人	13.8%
	おさづけの取り次ぎをしてもらった	104人	53.3%
	天理教に勧誘された	0人	0.0%
	その他	1人	0.5%

考えられる。

以下、訪問の有無について「訪問があり、対話等をした」と回答した者と無回答の者の計一九五人について分析した。訪問を受けての関わりの内容としては、対話と「おさづけの取り次ぎ」がなされていることがわかる。対話の内容として、自由筆記の内容を表5-3にまとめた。なお、以後、自由筆記については全て、質問紙に記載された原文ママの表記としている。病気や家族についての話をしながら、天理教の教えに基づいた励ましやアドバイスがされている様子がわかる。また、「勧誘された」との回答が0人だったことから、布教しないことが徹底されていることが確認できた。

講師の印象

講師との対話および「おさづけの取り次

表 5-3 講師との対話内容（自由筆記）

カテゴリー	記述例	人 数
病気について話した	・講師の方から今回の入院きっかけは？と言うところから、話が始まる。病気の経過を述べる。自分と近い症状・病歴を持つ方の話を聞く。幾分気持ちが落ち着く。 ・自然な会話から、今までの病気の事や今回の病気の事などを話しました。	26 人 （信者 2 人）
病気以外のことを話した	・これからの生活の向き合い方等、私の家族、悩み、心配事等の話を聴いて頂いた。	11 人 （非信者）
軽い話をした	・少し会話した程度で深い内容はしていない。	2 人（非信者）
天理教のことを話した	・本殿の説明、三味田の事、参考館、図書館の内容等についてお話をしました。 ・昔住んでいた近くに教会があり月に 1 度子供の頃行っていたことを話をした。なつかしく感じた。	12 人 （信者 4 人）
天理教に基づいた話を聞いた	・それぞれの家族の事を思いながら、毎日、明るく、前向きに生活出来たら幸せで有り、又他人の気持ちになって、お互いに思いやりの気持ちを忘れてはいけない。 ・心、体、等のいやしとなり、病気になったことをくやんだり、なげいたりするのではなく、神からのメッセージと受けとめ、しばしの間、心、体を休めて、病が治ゆした後、再び元気に活動して下さい、とお言葉を頂きました。大変、心の支えとなり、ありがとうございました。 ・体は神様からあずかっているもの。いずれ返す。病気の快復には笑顔が一番。	12 人 （信者 3 人）
励まされた	・病気に負けないように頑張って早く健康になって下さい。 ・私の病状に付いて、お聞きに成られ、知る範囲でお答えし、これから大変かと思いますが頑張ってくださいと慰めて頂いた。	5 人 （信者 1 人）
講師の体験談を聞いた	・講師の方の痛い体験談を聞け、元気づけられました。 ・娘さんやご自分のお話（出産の時の）をして下さり、気持ちが楽になった。（信者）	7 人 （信者 3 人）
その他	・親身に聞いて下さいました。 ・1 日も早く回復されますように、と祈禱してもらった。	6 人 （信者 1 人）

表5-4　講師の印象

		合計（n=195）		天理教（n=30）		天理教以外（n=152）	
対話の印象	気持ちが楽になった	125人	64%	21人	70%	94人	62%
	身体が楽になった	26人	13%	7人	23%	19人	13%
	天理教に親しみを感じた	21人	11%	2人	7%	18人	11%
	神様の支えを実感した**	31人	16%	11人	37%	20人	12%
	気持ちがしんどくなった	3人	2%	0人	0%	3人	2%
	身体がしんどくなった	3人	2%	1人	3%	2人	1%
	天理教に抵抗を感じた	1人	1%	0人	0%	1人	1%
	意味が分からなかった	6人	3%	0人	0%	5人	3%
	その他	26人	13%	3人	10%	23人	15%
「おさづけの取り次ぎ」の印象	気持ちが楽になった	101人	52%	17人	57%	74人	49%
	身体が楽になった	27人	14%	5人	17%	21人	14%
	天理教に親しみを感じた	18人	9%	1人	3%	16人	11%
	神様の支えを実感した**	37人	19%	12人	40%	25人	16%
	気持ちがしんどくなった	0人	0%	0人	0%	0人	0%
	身体がしんどくなった	0人	0%	0人	0%	0人	0%
	天理教に抵抗を感じた	2人	1%	0人	0%	2人	1%
	意味が分からなかった	11人	6%	0人	0%	11人	7%
	その他	24人	12%	3人	10%	21人	14%

**p＜0.01

ぎ」の印象について尋ねた結果（複数回答可）を表5-4に示す。天理教信者、非信者ともに、非常に好印象を持っていることがわかる。また、カイ2乗検定を行なったところ、「神様の支えを実感した」が対話での印象（p=.002）、「おさづけの取り次ぎ」での印象（p=.003）共に、天理教信者は有意に多かった（p＜0.01）。とはいえ、非信者でも「神様の支えを実感した」者が対話において12%、「おさづけの取り次ぎ」において16%いた。対話または「おさづけの取り次ぎ」のいずれかないし両方で「神様の支えを実感した」と回答した非信者は二九人であった。このうち「価値観や人生観の変化」が「（ほとんど・まったく）なかった」と答えた者、講師に「（できれば・もう）来ないでほしい」と答えた者は共に一人のみであり、特に講師に対して好意的で

表 5-5　講師の印象（自由筆記）

	カテゴリー	サブカテゴリー	記述例	人　数
対話について	よかった	気持ちが楽になった	・とても優しい気持ちで接して下さるので、心が軽くなる様な気がします。 ・苦しい時の神だのみではないが、話をして少し前向きになれた。 ・自分が苦しんでいる時、心が落ち込んだ時、心のなぐさめになって本当に喜んでいた。良い方向にむけるよう、頑張って下さいと元気付けしてくださいました。	19人 （信者5人）
		講師の姿勢に感銘を受けた	・はやく治るようにと、願っていただいた。宗教にかかわらず、いいことだと思う。他人の幸せを願うのは。 ・いろんな反応のある方がおられるであろう中、教祖さまを信じ切られているお姿、すばらしいと思います。	8人 （非信者）
		アドバイスがよかった	・心、体、等のいやしとなり、病気になったことをくやんだり、なげいたりするのではなく、神からのメッセージと受けとめ、しばしの間、心、体を休めて、病が治ゆした後、再び元気に活動して下さい、とお言葉を頂きました。大変、心の支えとなり、ありがとうございました。 ・大なり小なり不安を感じている時、やさしく退院してからの注意する事など話して下さり落ち着いた気持ちになりました。	4人 （非信者）
	よくわからない	よくわからない	・私には信仰心がないので、雲をつかむような話で意味がわからなかった。	3人

	その他	自身の信仰への思い	・自分がキリスト教で育っていたので、お祈りしてもらうのと一緒だなー、と思いながら受けていた。 ・そこまでまだ自分自身、修行はできてないと思います。	３人 （非信者）
		要望	・もう少し対話があって良い様に思います。（信者）	１人（信者）
		不安・抵抗	・個人的には特定の信仰がない為、勧誘されるのではないかという不安は常にあるのが複雑です。 ・個室だったのもあり、知らない人といきなり時間かけて話すのに抵抗があった。（信者）	２人 （信者１名）
		その他	・身心ともに何の変化もない。 ・今回は対話はなかった。	３人 （信者１人）
「おさづけの取り次ぎ」について	よかった	感謝	・１日も早く快復する様にお祈りをして下さり、快福を願って下さる気持ちを感じて、この様に人に対して真剣に考えて頂き、嬉しく感じ、感謝致しました。 ・他人の為においのり、ありがたいと思った。 ・嬉しく感銘を受け、感謝致しました。早く退院できると喜ばせて戴きました。 ・おさづけが届きますように…との思いでした。本当にありがたく思いました。	17人 （信者３人）
		気持ちが楽になる	・おさづけを頂き、具合の悪い部位が良くなったかどうかはよく分からない。でも、気持ちの上で楽になった、と思う。 ・心の持ち方等々、ご自分の経験や心の持ち方など話しながらおさづけして下さるので、なんとなく気持ちも軽くなる様に感じます。	10人 （信者２人）

		身体が楽になる	・毎回おさづけをしてもらっています。その度に痛みが軽くなった気がして感謝しています。	5人 (信者2人)
	良くも悪くもない	なんともない	・別に感じなかった。 ・特に何かを感じることはありませんでした。	5人 (信者1人)
		違和感ない	・特に違和感なく受け入れました。 ・お願いしてもらう行為に対しては特に違和感は有りませんが、自分自身何にも学んで無いのに。首かしげながら手を合わせてる行為は如何なものかと思っています。	3人 (非信者)
		よくわからない	・効果が有ったかどうかはわからない。	3人 (非信者)
	不快	触れられるのが不快	・おさづけ自体はいいんですが、女性の事情部の方やとさわられるので、それが気になる。 ・体を触られるのでびっくりした。	2人 (非信者)
	その他	天理教に関心	・天理教の教えに興味が湧き、マンガの教祖物語(1～6)まで全部読んだ。 ・余り神仏を信じていなかったが、自分がこちらにお世話になった事により、少し親しみを感じるようになった。	2人 (非信者)
		その他	・言うことなし。これからもずっと続けてください。応援しています。 ・色んな宗教があるが、苦しい時は神様にお願いします。 ・他人に対する優しさがこもっている。 ・心の底からエネルギーを感じた。	7人 (非信者)

表 5-6　講師の再訪希望

	合計（n＝195）		信者（n＝30）	非信者（n＝152）
是非また来てほしい	31人	16%	20人	51人
できれば来てほしい	44人	23%		
どちらでもいい**	81人	42%	3人	73人
できれば来ないでほしい	10人	5%	3人	10人
もう来ないでほしい	3人	2%		
無回答	26人	13%	4人	18人

** $p<0.01$

ある事がわかる。

講師との関わりについて、自由筆記の内容を表5-5にまとめた。講師との対話について、「気持ちが楽になった」一九人、「講師の姿勢に感銘を受けた」八人、「アドバイスがよかった」三人と肯定的記述が多かった。「もっと対話したかった」、「勧誘への不安がある」、「よく分からない」と言った意見もあった。おさづけの取り次ぎについては、肯定的意見として「感謝」一七人、「気持ちが楽になる」一〇人、「身体が楽になる」五人がある一方、「何も感じない」「触れられるのが不快」という意見や、「天理教に関心を持った」といった意見もあった。

講師の再訪希望

講師の再訪の希望を表5-6に示す。再訪は希望する者が「是非」「できれば」合わせて七五人39％であるのに対し、「来ないでほしい」は「できれば」「もう」合わせて一三人7％と少ないが、「どちらでもいい」が42％と多かった。天理教信者かどうかと再訪の希望（「来てほしい」「どちらでもいい」「来ないでほしい」の三段階）をクロス集計してカイ2乗検定を行ったところ、天理教信者に比べ、非信者は有意に「どちらでもいい」が多かった（p＝.000）。非信者であっても講師との対話や「おさづけの取り次ぎ」に対

表 5-7　講師の再訪希望（自由筆記）

回　答	カテゴリー	記述例	人　数
また来てほしい	訪問・対話への好印象	・がんばる意欲がわいてくる。元気の素。 ・気持ちが楽になります。 ・お話しできて、落ち着くので。	12人 （信者1人）
	おさづけがいい	・複数の講師が来室し、おさづけを頂いている。気持ちが楽になることは、病気回復にプラス作用するので、できれば来て欲しい。	3人 （信者1人）
	注文・条件	・人によります。 ・その時の体調にもよるが、できれば必ずマスク着用での来宅をお願いしたい。 ・入院中の途中と退院前ぐらいに来てほしい。手術直後では来られるとしんどいと思う。 ・もう少しお話があっても良かったなあと思う。（信者）	5人 （信者1人）
どちらでもいい	どちらでもいい	・気持ちが安らぐのはたしかなので、訪問はウェルカムです。 ・宗教がちがうので、申し訳ない気もした。	4人 （非信者）
	注文・条件	・体調が悪い時に来られると、よけいにしんどくなるので、できればひかえてほしいです。 ・人による。いきなり何も言わずにカーテンを開けられるとビックリする。 ・もう少し回数を減らして頂けたらと感じます。	7人 （信者1人）
来ないでほしい	信仰面から	・良くしていただいたのに申し訳ないですが、仏教なので、すみません。 ・主人が神さまを信じない人なので。 ・教会に属しているので、おさづけをして頂く機会が多い。講師の訪問は希望しない。（信者）	5人 （信者1人）
	体調面から	・息苦しさが続くので。	3人（非信者）

表5–8　講師の活動による人生観・宗教観の変化

	合計（n＝195）		信者（n＝30）	非信者（n＝152）
とてもあった	15人	8%	11人	49人
少しあった	48人	25%		
ほとんどなかった	35人	18%	12人	43人
まったくなかった	23人	12%		
わからない*	34人	17%	0人	32人
無回答	40人	21%	7人	28人

*p＜0.05

して好意的であったが、再訪の希望の有無からは、それは消極的肯定であることが伺える。

再訪希望についての自由筆記を表5–7に示す。「来てほしい」と答えた者について、その理由として「おさづけ」を挙げた者が三人、それ以外の対話や講師の訪問そのものを好意的に捉えている者が一二人あった。ただし、「人による」「マスクをしてほしい」などの注文もあった。また、「どちらでもいい」との回答の中には、「来てくれる分には構わない」というものと「構わないが申し訳ない気もする」というものがあった。さらに、「どちらでもいい」が、「人による」「体調への配慮」「回数を減らしてほしい」などの注文もあった。「来ないでほしい」理由としては、信仰上の理由と、体調上の理由があった。

講師の活動による人生観や宗教観への影響

講師の活動によって、人生観や宗教観に変化があったか尋ねた結果を表5–8に示す。変化があったとする者が「とても」「少し」合わせて六三人33%であり、「なかった」は「ほとんど」「まったく」合わせて五八人30%と、意見が分かれた。一方で「わからない」が三四人18%いたが、天理教信者で「わからない」と回答した者はおらず、カイ2乗検定を行ったところ、有意に少なかった（p＝.020）。自身の人生観や宗教観に無自覚な非信者の姿が浮かび上がる一

表5-9 講師の活動による人生観・宗教観の変化（自由筆記）

回答	カテゴリー	記述例	人数
あった	講師の人柄・姿勢から	・人に対する優しさが勉強になる。 ・講師の方々が、病気平癒の祈りを一生けん命される姿に心を打たれました。自分はもっと努力すべきだと思いました。	13人 （非信者）
	対話の内容から	・人を大切にし、思いやりの心、大きな心であとの人生をつらぬきたい、がんばりたい。 ・自身の病気の受け止め方や家族の事、回りの自分にかかわってる人の事、今まではあまり深くは考えて来ませんでした。考えるきっかけになったかと。病気はイヤですが、この機会私にとってまんざらでも無いかもです。	9人 （信者1人）
	信仰の強化・理解	・友達の信仰に頷ける姿勢を感じた。 ・更に天理教を信仰していこうと思えた。感謝の心を改めて感じることができた。（信者）	9人 （信者3人）
ない		・宗教に求める事や興味がないので。（現時点では）	8人 （信者1人）
わからない		・気持ちが楽になった、身体が楽になったことは感じます。しかし人生観、宗教観に変化は？と言うことになると、正直よく分かりません。 ・あまり宗教等に感心がないので（すみません！）変化があったかなかったか良くわかりません。	5人 （非信者）

方で、それでも非信者の人生観や宗教観に少なからぬ影響を与えていることもわかる。自由筆記（表5-9）からは、講師の姿勢や対話の内容から、何らかの気づきがあったことが窺える。

3 考察

以上の結果より、全体として講師の活動は非信者の患者にも肯定的に受け止められていることがわかった。では、非信者はなぜ講師との対話や「おさづけの取り次ぎ」を受け入れ、どのように受け止めているのか、非信者にとってそれはどのような意味があるのか、考察する。

祈りによる「生き方」を支える宗教的ケア

大多数の患者が講師の活動を好意的に受け止めており、ケアとして機能していることが窺えた。では、講師によるケアとはどのようなケアなのだろうか。講師との関わりから、人生観・宗教観への変化があったとする回答が三分の一程度あったが、自由筆記からは講師の人柄や姿勢、対話の内容から、新たな気づきを得ていることが窺える。実際、対話の内容としては、患者の話を聴くだけでなく、天理教の教えに基づいた励ましやアドバイスがされていることがわかる。そうした関わりから天理教に親しみを持ったり、教えに関心を持ったりする者もいた。講師の言葉や態度から講師の持つ天理教的世界観に引き込まれる形で、講師の姿を模範として自らの生き方を内省している患者の姿が窺え、谷山モデル（谷山二〇〇九）で言うところの宗教的ケアによって「生き方」を支えるケアがなされている。

とはいえ、人生観・価値観の変化があったと答えた者は三分の一程度であり、講師による宗教的ケアをこれだけで説明することはできない(5)。講師による宗教的ケアについて、より詳細に検討したい。

非信者はどのように講師との関わりを受け止めているか

講師との関わりによって、非信者であっても「神様の支え」を感じる者がいた。ただし、全体の傾向としては、講師の「よくなってほしい」と言う気持ちとともにされる対話や祈りに感謝しながらも、再訪については「どちらでもいい」と答える消極的肯定をする非信者が多い。また、少数ながら、講師の訪問を負担に思う非信者の存在も明らかになった。以下、それぞれ詳述する。

① 「神様の支えを実感した」非信者

非信者であっても、対話ないし「おさづけの取り次ぎ」によって「神様の支えを実感した」と答えた者が二九人いた。阿満(一九九六)は日本人の多くが「無宗教」を標榜することについて、『創唱宗教』に対する無関心」であって、『無宗教』だからといって宗教心がないわけではない」のであり、「多くの場合、熱心な『自然宗教』の信奉者である」と指摘している。多くの者は自身のそうした宗教性に無自覚であるが、ここで「神様の支えを実感した」と回答した者には、まさに特定の宗教にこだわらずに神仏の存在を感じ、手を合わせ、神仏に頼るという宗教性、「自然宗教」の信奉者としての自身の宗教性に自覚的である姿が見て取れる。

この二九人のうち、「価値観や人生観の変化」が「なかった」と答えた者、講師の再訪を希望しない者はそれぞれ一人のみであり、「神様の支えを実感した」と答えた患者は講師の活動に対し特に肯定的であることがわかる。天理教を信仰はしていないが、講師の信仰者としての神への真摯な姿勢に対する信頼関係に基づき、講師の言葉や祈りを通じて間接的になんらかの神仏に触れるという「間接的な宗教的体験」

(5) 実際には、一回から数回の関わりのみで、人生観・価値観の変化があったという回答が三分の一程度というのは、かなり大きな数と言えよう。また、自由筆記の記載は肯定的なものばかりであったが、「変化があった=ケアの効果・良いこと」「変化がなかった=良くないこと」とは必ずしも限らない。だからこそ、残りの三分の二の者にとって、講師との関わりがどのような意味を持っていたのかを検討することが重要であろう。

をしている可能性が考えられる。それによって癒され、支えられるという宗教的ケアが実現していたのではないだろうか。

② 講師の態度への感謝から消極的肯定をする非信者

一方で、講師の活動に肯定的印象を持つ者の多くは「気持ちが楽になった」と回答しており、自由筆記からは講師に感謝を示す者が多くいることが見て取れた。話を聴いてもらったことや適切なアドバイスをしてもらったことで気持ちが和らぎ、自分のために真剣に「祈ってもらう」ことに感謝している。この「祈ってもらう」ことに対する感謝には、「早く退院できると喜ばせて戴きました」といった「神様に祈ってくれる（ことで早く回復する）」ことへの感謝と、「快福（ママ）を願って下さる気持ちを感じて、この様に人に対して真剣に考えて頂き、嬉しく感じ、感謝致しました」といった「本気で良くなってほしいと願ってくれている」ことへの感謝があった。

前者については、非信者であっても神様に祈ってくれることで病気が良くなることを期待する姿が窺え、「間接的な宗教的体験」によってケアされていると言えよう。それに対し後者の感謝については、祈ってくれることで良くなると必ずしも思っているわけではないが、他者の回復を本気で願ってくれていることを講師の言葉と祈りの姿勢から感じとり、感謝とともに癒されているのである。非信者である患者自身がそこに神仏の存在を感じたりしているわけではなく、「間接的な宗教的体験」とは言えない。講師の再訪を希望しない者は少ない一方で、「どちらでもいい」と答える者も多く、講師に対して、あくまで消極的肯定をしているに留まっている。それでも「他人のために本気で祈る姿」に感銘を受け、「見習いたい」

「前向きに生きてみよう」というような人生観・価値観の変化があり、真摯な祈りに対する感謝に基づく癒しという宗教的ケアが成り立っていると考えられる。

ここでは講師と患者の間の信頼関係が不可欠である。その点、「勧誘された」という回答が0人であったことは重要である。勧誘することなく、ただ祈ってくれることに、私心なく、赤の他人の自身に対して本気で良くなってほしいと願ってくれていることを非信者の患者は感じ取り、信頼と感謝の念が生じるのではないだろうか。

③　講師の訪問を負担に感じる非信者

他方、再訪を希望しない者が7％、対話や「おさづけの取り次ぎ」に否定的な印象を持つ者も項目によって1～6％程度おり、講師の印象についての自由筆記からも、「断りにくいが負担」と感じている患者が少数ながらも一定数いることがわかる。特に、体調が優れなかったり、リハビリ等で忙しかったりする中で、講師の訪問を負担に感じている者がいた。複数の講師が交代で訪問することについて、「人による」という回答も散見された。「断りにくいが負担」「来るのは1回だけでいい」といった回答からは、「消極的否定」の姿勢が浮かび上がる。アンケート回答者の1割強が訪問を断るか、訪問を受けていない。そのように講師を積極的に拒否する者と違って消極的否定はわかりにくいが、十分な配慮が求められると同時に、信頼関係を結べていない結果だろうと考えられる。いかに信頼関係を結ぶかと、信頼関係を結べずに患者の負担になってしまっていることに気付く力が求められるところである。

4　まとめ

本アンケート調査からは、講師による非信者に対する宗教的ケアとして、講師との関わりからなんらかの超越的存在に触れるという「間接的な宗教的体験」による宗教的ケアと、真摯な祈りに対する感謝に基づく宗教的ケアがあることが明らかになった。これらは講師に対するインタビュー調査の結果とも一致するものであり、天理教の信仰を求めてはいなくとも、あるいは自身は超越的存在への確信を持っていなくとも、その確信を持つ講師による祈りから「間接的な宗教的体験」をして癒されるケースがあることがわかった。一方で、超越的存在との関わりではなく、「真剣に祈ってくれる」という講師の想いそのものによって癒されるケアも存在することがわかった。いずれにしても、そこでは信頼関係が重要であり、そうした信頼関係は対話によって結ばれる場合もある一方で、まさにその祈りによって結ばれることもあることがわかる。

四　おわりに

宗教者が活動する多くの病院では、宗教者は主に緩和ケア領域で活動し、急性期や慢性期を含む全患者を訪れるのではなく、深いスピリチュアルペインを抱いているであろう患者をその対象の中心としてきた。しかし、本研究からは、深いスピリチュアルペインを有しているわけではなくとも、宗教者の真摯な祈りによって非信者が広く癒され、支えられていることが示された。

とはいえ、「憩の家」については、講師個人の姿勢や態度だけでなく、奈良県天理市という土地柄、天理教に対する信頼がもともと高く、病院の医療レベルの高さへの地域の信頼も相まって、講師への信頼が生まれているであろうことは容易に想像できる。実際、天理教の講師が他の病院で同じことはできないであろう。患者の家族関係や育ってきた宗教的背景、パーソナリティなども講師との関わりやそれをどう捉えるかに関係してくると思われる。本研究ではそうした影響については検討できておらず、課題である。また、深いスピリチュアルペインを有する患者に対して、どのようなケアができていたのか、あるいはできていなかったのかといった詳細や、「間接的な宗教的体験」や「感謝」による宗教的ケアの詳細までは本研究からは明らかではない。患者へのインタビュー調査も求められるところである。

謝辞

調査にあたって「憩の家」事情部および看護部の皆さんには全面的な協力をいただきました。心より感謝申しあげます。

※本章は、山本佳世子「病院における宗教者による信仰を異にする患者への「心のケア」のあり方に関する考察―天理よろづ相談所病院事情部講師の語りから」『臨床死生学』二四巻一号、二〇一九年、五九―六七頁と山本佳世子「宗教者による非信者への宗教的ケア～天理よろづ相談所病院事情部講師の活動に関する患者への質問紙調査より～」『天理医療大学紀要』八巻一号、二〇二〇年、一三―二六頁の二つの論考を合わせて再構成し、内容を加筆したものである。

参考文献

阿満利麿『日本人はなぜ無宗教なのか』筑摩書房、一九九六年、七―一九頁
石井賀洋子「現代医療と宗教のかかわり」『比較人文学研究年報』四巻、二〇〇七年、六三―八〇頁
伊藤高章「臨床スピリチュアルケア専門職養成」窪寺俊之、谷山洋三、伊藤高章編『スピリチュアルケアを語る〈第三集〉臨床的教育法の試み』関西学院大学出版会、二〇一〇年、四一―五九頁
大江健三郎「信仰を持たない者の祈り」大江健三郎『人生の習慣』岩波書店、一九九二年、三―三六頁
清田直人、池永昌之「宗教的援助を含むスピリチュアルケアについて考える」『死の臨床』二八巻一号、二〇〇五年、六三―六五頁
柴田実、深谷美枝『病院チャプレンによるスピリチュアルケア』三輪書店、二〇一一年
谷山洋三「スピリチュアルケアをこう考える：スピリチュアルケアと宗教的ケア」『緩和ケア』一九巻一号、二〇〇九年、二八―三〇頁
谷山洋三「スピリチュアルケアの担い手としての宗教者」鎌田東二編『講座スピリチュアル学　第1巻スピリチュアルケア』ビイング・ネット・プレス、二〇一四年、一二五―一四三頁
谷山洋三『医療者と宗教者のためのスピリチュアルケア』、中外医学社、二〇一六年
橋本富美子、山本佳世子、澤田恵美「急性期病院における臨床スピリチュアルケア・ボランティア活動―堺市立総合医療センターの事例から―」『スピリチュアルケア研究』一巻、二〇一七年、一二一―一三〇頁
深谷耕治「天理よろづ相談所「憩の家」の理念と事情部の活動」『宗教と倫理』一六巻、二〇一六年、四七―六二頁
森岡正博『宗教なき時代を生きるために』法蔵館、一九九六年
諸岡了介、桐原健真「〝あの世〟はどこへ行ったか」岡部健、竹之内裕文編『どう生きどう死ぬか』弓箭書院、二〇〇九年、一六三―一八一頁
山本佳世子「日本におけるスピリチュアルケア提供者に求められる資質」『グリーフケア』二巻、二〇一四年、四九―六六頁
山本佳世子「『非宗教者』によるスピリチュアルケアにおける『祈り』」『宗教研究』九〇巻一号、二〇一六年、九九―一

四　おわりに

二三頁

第6章　心の声に従う
――佼成カウンセリング研究所における傾聴者養成

葛西賢太

一　宗教的文脈での傾聴者養成

人生はさまざまな苦難があるいっぽうで、もろもろの災害や事故や事件を通して、多くの方の亡くなるような状況にも、私たちは出会う。このような事柄と向きあうにあたり「一人ではないこと」が力になるのはいうまでもない。この、もう一人の人を、私たちはしばしば、傾聴者と呼ぶ。

日常語としての「傾聴」は、たとえば『広辞苑』第四版では、「耳を傾けてきくこと。熱心にきくこと。『――に値する意見』」とある。ヒューマンケアの文脈に近いところでは、相手に「寄り添い」、無条件に純粋な気持ちでひたすらに聞く、というイメージもあるだろう。だが、日常語となった「傾聴」のこのようなイメージは、傾聴者の養成という観点から見るとやや理想主義的ではないかと筆者は感じる。傾聴者は実際には、人としての有形無形のしがらみを抱えて、さまざまな価値観のフィルターを通して聴くことを避けられない。また、「聞く」という能動的行為にのみ焦点が当たっているのは、一面的な捉え方だと感じる。「語る」相方の能動的行為や、「語る」相方が傾聴者を受容することも同時に起こっている。言語情報以外のやりとりも含めた、とても複雑な過程がそこにはあるはずだ。

傾聴者にとって、傾聴の相手は、最終的には完全な理解をすることができない他者であるという点で、「寄り添い」や「無条件」「純粋」を求めると、逆に傾聴者を縛ることもあると感じられる。筆者はどう捉えるか、改めて定義をしておきたい。

さまざまな困難を抱える人の声を聴き、そこにある客観的な問題・課題のみならず、その人の苦悩や痛みをその人の主観に近づいて理解する試み。傾聴には限界があり、どこまで近づこうとしても理解は不完全で、最終的にはその人は他者なのだと認めざるをえず、なんらかの回答や解決策さえ提示できないことも少なくない。けれども、近づくことで、必要に応じてさまざまな他職種と連携もし、その人の意思決定を支援する可能性も、その人がその人らしくあることを同伴者として手伝う可能性も開かれる。傾聴とは、これらの可能性に懸ける姿勢である。いっけん矛盾するようだが、その人の声だけでなく、傾聴する自分自身の心の声を聴くことが、傾聴の姿勢をととのえると考えられる。傾聴する者のありかたは、傾聴やその果実に影響せずにはいないからである。

苦しみや痛みを語る言葉は、宗教や哲学や文学などに源泉を見いだしてきた。ところが、阿満利麿がいうように、日本人は「創唱宗教に無関心」とみえる状況にある（阿満一九九六）。苦しみや痛みに出会う人のためになんらかの手当を行う場合、宗教者であれば、宗教的な方法が用いられないかと考えるのが自然だろう。だが、「創唱宗教に無関心」な日本人のなかでは、なんらかの創唱宗教をよりどころとしてきた宗教者は、どのようなかかわりをすればよいのか。これは、その創唱宗教教団への問いであるとともに、そのような現場に置かれる個々の宗教者への問い[1]でもある。日本国内のさまざまな宗教者による傾聴の現場では、どのようなかかわりがなされているのか？　またそこで、宗教色の濃い「宗教的ケア」と宗教色を抑えた「スピリチュアルケア」とはどのように配置されているのか。そこから現代日本人の「人生の深淵を覗き見る」あり方について掘り下げられないか。なんらかの宗教的背景をもった医療施設で、その宗教的背景をもつ傾聴者が、無宗教や他宗教の患者や家族の話を傾聴するときに、どのような配慮や注意を行っているか。これが、本書編者の山本佳世子が立てた問いであり、筆者も共同研究者のひとりとしてこの研究にかかわることとなった[2]。

（1）　同じ宗教・宗派に属していれば、物理的な苦難や実存的な問いと、それへの対応とが、いわば需要と供給の内容が一致するというわけではない。たとえ同一家族間であっても、その立ち位置によって、価値観によって、求めるもの、与えられるものは異なるだろう。同一教派内であっても「気が合わない」傾聴者に出会ってしまって残念な思いをする例をとりあげ、David O. Moberg（2001）は注意を促している。同一宗教・宗派や、同一家族に属する場合は、むしろその不一致への異議申し立てがより難しくなるであろうと想像される。宗教的な他者（あるいは非宗教的な他者）にたいしてどのようなスピリチュアルケアを提供するかという問いは、他者一般に対してどう向きあうかという問いに置き換えうるとともに、いっぽうで、個別の事例をより深く調査する必要を示唆すると考えられる（葛西・板井二〇一三）。

（2）　キリスト教系病院、仏教系病院、諸教系病院とあわせ、筆者は立正佼成会附属佼成病院にて奉仕する、佼成カウンセリング研究所からの「心の相談員（スピリチュアルケアワーカー）」七人への調査を行う機会をいただいた。後述するように、佼成カウンセリング研究所は、立正佼成会会員でない人にも開かれた傾聴者養成機関であり、今回のインタビュ傾聴や心のケアが重要であるということが語られすぎて、いまや、言葉がすり切れてしまった感さえある。だが、こうした言葉がいまほど語られていなかった四八年前から、傾聴者の養成に取り組んできたのが、佼成カウンセリング研究所（http://www.kosei-counseling.net/）であった。

立正佼成会は、法華経への信仰を基盤とする在家仏教教団で、日本国内における宗教間対話や宗教協力を精力的に牽引してきた教団であり、無宗教者や他宗教者にたいする配慮を教団のあり方として長年にわたり重視してきた。佼成カウンセリング研究所がユニークだと筆者に感じられるのは、一つはケアの現場でのそのような配慮を当然のこととする「心の相談員（スピリチュアルケアワーカー）」（以下、「心の相談員」とする）たちの姿勢であり、もう一つは、教団の人材育成のために設置されたカウンセリング研究所でありながら、他宗教者や無宗教者が受講生として受け入れられ、「有資格者」として「心の相談員」の活動を一緒にしている、ケア者の共同体としての姿勢である。

佼成カウンセリング研究所という事例でも、宗教者と非宗教者への対応の違いはもちろんあるだろうが、境界線は多様で、ひとことで論じることができない。創唱宗教あるいはなんらかの教団への所属という形には抵抗があっても、霊魂や神仏の存在などをうっすらと「信じている」あるいは「感じている」人は少なくない。医療者と、医療者ではない「心の相談員」とは、病棟での責任や権限ももちろん異なり、患者や家族の世界にかかわるあり方も異なっている。

以上から、本共同研究の問題意識は、「他者理解や他者との対話の困難さ」という問題に一般化することも可能だ。その一般性の問いを、病院ごと病棟ごと専門職ごと個人ごとの個別性と突き合わせ、一般化と個別化の往還の中でみいだせるものを、まずは整理不十分でも拾い上げたい。このような観点から、立正佼成会が「カウンセリング」という「世俗的な」選択肢をその宗教活動に組み込んだ意味を考えてみたい。

二　佼成カウンセリング研究所とは

自教団の教説を崇高で卓越した真理として取り扱い、他宗教に対して寛容でないと感じられる教団もあるなかで、立正佼成会は、世界宗教者平和会議などを通じて国際的な宗教間の対話や宗教の相互協力を説いてきた。法華経の理念を信仰の中核に置きながら、その一方で、仏教史の中に広く信仰の典拠を求める研究・出版活動を行ってきた（中央学術研究所、佼成図書館、佼成出版社はその例）。また、さまざまな社会貢献事業を展開してきた。一九五二年に設立された立正佼成会附属佼成病院もそのひとつで、佼成会の本部に隣接しながらも、杉並区を中心とした地域の人びとに利用されている。

教団外に向けたヒューマンケアにかかわる事業ということでは共通しているが、一九七二年に設立され

ーでも会員と非会員両方の「心の相談員」にインタビューすることができた。なお、七人のインタビューのうち、三回は筆者葛西に山本が同行している。

筆者は、佼成カウンセリング研究所のほんの一端に触れたのみである。述べられるのは立正佼成会や佼成カウンセリング研究所の公式見解ではなく、偏りや誤解を多く含んだ筆者の理解である。ただ、筆者は上智大学グリーフケア研究所で傾聴者の養成に携わっており、傾聴者養成のあり方・目標設定を考え、また関心をもっている。そのため、まず現時点での筆者の理解を言葉にしておくことが有意義と思われた。筆者には、両者のプログラムを詳細に比較する準備がなく、また、優劣を論じる意図もないことを強調しておきたい。

た佼成カウンセリング研究所は、佼成病院とはすこし位置づけが異なるようにみえる。教団の人材育成という観点もあることだ。「仏教精神を基盤とした教育をとおし、多くの人びとの役に立てる人材の育成機関と立正佼成会の社会奉仕活動援助のための教育を主な目的として」「旧布教本部教育課内に設立」された。設立後すぐに、全日本カウンセリング協議会に加盟し、同協議会規定のカリキュラム（http://www.zenzen101.info/shikaku.html）に準拠[3]したカウンセラー養成講座を開講し、「カウンセラー養成機関として社会的に認知される研究所とな」ったという。同協議会には現在十八の加盟団体があり、キリスト教系の団体と思われるカリスや、仏教系と考えられる真宗カウンセリング[4]も、その中にある。そして一九七五年には、「佼成カウンセリング相談室」が開かれた。興味深いのは、教団の人材養成を意図していながら、教団にとっては外部の全日本カウンセリング協議会のカリキュラムを採用し、教団外部の非会員にも講座を開いていたことだ。非会員のPさんの以下の語りは、教団人材養成の制度でありながら、会員以外の人と一緒にまったく平等に課題に取り組む環境が用意されていたことを物語る。

Ｐ：特に、導かれたとかうちの教会来ないとか、そういうことは一切ないので。普通にその人の人柄として、その信仰が生きてる感じを味わわせてもらって。ほんとに、いいかかわりをたくさん頂きました。……一人一人、みんなそれなりに悩みを抱えてて。苦しみながら参加してる方が多かったかなと思うんですけど。それに対する、何ていうか、やっぱし信仰もたれてる方の、何ていうんだろ。きっと、それは意味のあることとして捉えて、じゃあこうしなさいこうしなさいじゃなくて。一緒にそこに心配しながら案じながら、寄り添う姿がずいぶん見られたように思います。〔壁も〕全然ないです。シスターの方も、一時、来てらしたし。全然、信仰のない人もいましたし。

葛西：どのぐらいの比率でいらしたんですか。

P：いや、最初は割と多かったです。社会に還元するという意味で、信仰のない者も受け入れてくれた。だけどだんだん、各教会でうちの会員をぜひぜひっていうふうに、要望が強くなってきて。今は少ないんじゃないかなって。

心の相談員スピリチュアルケアワーカーをつとめるPさんは非会員。月一回、土日一泊二日の二日間の学びを四年間という講座が、しかも無料という『佼成新聞』の告知を見て参加した。会員に限定されないさまざまな無宗教や他宗教の人が受講したという。また、一時はPさんも研究所の職員としてつとめたこともあったと語る。二年を終えたところで絞り込まれ、受講生は半分になるという四年間は、傾聴する自分自身を真摯に見つめることを求める、きびしいものだ。

（3）担当講師の個性はもちろん出るだろうが、カール・ロジャーズの理論、フォーカシング、箱庭療法など、広汎に心理療法全体を取り扱っていると推測されるカリキュラムであった。

（4）真宗カウンセリングは、一九六一年、浄土真宗本願寺派の僧侶、龍谷大学や平安高校の教員たちを中心として、カウンセリングを学ぶ研究会から始まっているという。（http://dbpca.web.fc2.com/what_is.htm、二〇二〇年九月九日アクセス）

現在の佼成カウンセリング研究所の活動は、講座生のさまざまな声や講座の記録である『所報　佼成カウンセリング』（二〇一八a、b）に詳しい。公式ウェブサイトのほか、最近『ニューズレター』（二〇一八c）も刊行されるようになった。それによると、研究所での直接のカウンセリングと電話相談がいずれも無償で提供されている。電話相談（佼成心の電話相談室）は、東京都杉並区の教団本部近くにある研究所だけでなく、大阪、埼玉、神奈川、千葉でも行っている。地域の相談室における相談員やスーパーバイザーを対象とした教育と相談室開設援助などを行っているとも書かれている。

研究所での学びを終えた「有資格者」には、全国各地の佼成会の教会で「お役」を担う会員も多い。そのため、開祖への率直な敬意の表現や、会員としての内省も『佼成カウンセリング』では見られる。いっぽう、カウンセラーとして著名な講師たちの語りや、被災地で社会活動を行った外部の人を招いての研修も、また、佼成病院で患者の生き方を気づかいながら傾聴する「心の相談員」の声も『所報』には収録される。佼成会会員というより、カウンセラーとしての自身の掘り下げも見られる。人間としての苦しみと痛みを語るのに、複数の回路が用意されているのだと考えられる。

四八年の歴史をもつ佼成カウンセラー養成講座を卒業した「有資格者」は全国で一〇〇〇名を超え、「相談室のみならず、地域社会や日常生活のなかでの人とのふれあいにおいて、カウンセリングの学びを生かしている人が大勢」あり、「有資格者」の継続研修や情報提供や交流の場（佼成カウンセラー有資格者全国大会）や、よりよい人間関係づくりのための体験学習としての「カウンセリング・ワークショップ」を会員や職員に提供している。「卒業し、有資格者となったカウンセラーは、主な活動として地域のさまざまな場で学びを活かし地域の課題に応じた自助グループや相談室の立ち上げ、あるいは教会、支教区、地域社会の要請を受けた学習会を実施」しているという。ここでいう「地域」は、研究所の刊行物に載っている公式の行事としては地域の信者の支援（教会を通じて）が多いが、地域の非会員住民の支援（公民館や学校などを通じて）も活動の中で重要であることが、インタビューからもうかがわれた。

佼成病院では、二〇〇四年に緩和ケア病棟（ビハーラ病棟）が開設[5]されることになり、佼成カウンセリング研究所で学んだ「心の相談員」が傾聴活動を行うようになった。以下では、その「心の相談員」を通して筆者が理解したかぎりで、佼成病院での活動と、佼成カウンセリング研究所での学びについて検討する。

三　佼成病院での「心の相談員」活動

立正佼成会附属佼成病院（https://kosei-hp.or.jp/）は一九五二年設立。二〇〇四年に、林茂一郎医師[6]らが中心となり、緩和ケア・ビハーラ病棟[7]を開設した。二〇一四年に三四〇床の新病院が完成し、移転して

（5）世界保健機関（ＷＨＯ）が緩和ケアの定義を以下のように改めたのが二〇〇二年である。「緩和ケアとは、生命を脅かす病に関連する問題に直面している患者とその家族のＱＯＬを、痛みやその他の身体的・心理社会的・スピリチュアルな問題を早期に見出し的確に評価を行い対応することで、苦痛を予防し和らげることを通して向上させるアプローチである」。生命を脅かす病気の末期ではなくその診断の直後から、患者本人および家族が医療者とともに取り組むことを明記している。これを受けて日本国内でも医療者の研修と緩和ケア病棟の設置が進んだ。

（6）林茂一郎医師は、二〇一九年八月に、緩和ケア・ビハーラ病棟を担当する現役のまま、急逝された。

（7）欧米、とくに中世におけるキリスト教の聖地巡礼のための宿泊施設としての「ホスピス」の歴史に敬意を払いつつ

いる。

現在の病院は、一階の「観音ホール」の吹き抜けの白地の壁にレリーフの大きな観音像が配されていて、(8)教会堂のように礼拝にも使用することができるし、遺族の交流会のような行事も行えるようになっている。一〇階のビハーラ病棟には旧病院からの釈迦如来像と、目立たないが旧病院からの菩提樹のステンドグラスがある。また一階の受付背後の壁には、病院設立の理念として、庭野日敬開祖の揮毫となる「真観」が掲げられている。

これらを除いては、医学部・看護学部および附属病院をもつ杏林学園との提携がある佼成病院は、仏教教団が設立母体とはあまり感じられない病院で、医療テレビドラマの撮影ロケ地としても使われたという。クリーム色の地に各階が鮮やかなテーマカラーで彩られていて心地よい。地域密着型の総合病院といえる。

現在は、環状七号線沿いに立つ新病院で、一〇階の緩和ケア・ビハーラ病棟と一階の観音ホールとが、心の相談員スピリチュアルケアワーカーたちの主として活動する場所になっている。ただし、緩和ケア・ビハーラ病棟の開設された二〇〇四年には、地下鉄丸ノ内線の中野富士見町駅前に病院があり、ビハーラ病棟は扶友センターという別棟に置かれていたという。当時すでにカウンセリング研究所は三〇年の歴史を重ねていた。どのようにして「心の相談員」が活動するようになったのだろうか。これについて、開設の中心となった林茂一郎医師は、次のように述懐している。

キリスト教立系病院にみられる「チャプレン」的な存在について、傾聴ということに重きを置いて、開設当時からその有り様が検討されてきた。

開設当時は「チャプレン」的な存在意義を文章化しようとしてきたが、「チャプレン」の意味するところが日本においてはまだまだ一般の方には受け入れられていないように思われる中で、当院でも、開設当初、意気込みの割には相談員との会話を希望される方は非常に少なく、中には「心の相談員」という名前に「心を見透かされるようで自分には必要ない」という方もいた。それでも、相談員の方々の地道な努力で…〔さまざまな〕催し物が毎年行われてきた。いくらホスピスが一般病棟に比べ開放的と言っても、ある意味で閉鎖社会であるので、それぞれの催し物は日常を取り戻すよい機会になっている。（林二〇一四）

近年「心のケア」という語は、「傾聴」の語と並んで、万人にかかわるものとして、好意的に受けとめられるようになったが、かつては、精神疾患と結びつけられ「自分には不要」と拒絶されたり、心の奥底まで探られるのではという不安を抱かれたりした。林の述懐からは、他者のプライバシーにそっと入り、

も、田宮仁は、「仏教ホスピス」という呼び方ではなく、仏教ならではの主体性と独自性を重視して、仏教用語としての「ビハーラ」を用いることを提唱した。林茂一郎は、立正佼成会が緩和ケアの病棟を開設するにあたって、田宮の理念を受けて、仏教系病院として「ビハーラ病棟」の名称を使用したと述懐する。

（8）病院設立の理念として掲げられる「真観」は、妙法蓮華経（法華経）の一章、「観世音菩薩普門品」の「真観清浄観　広大智慧観　悲観及慈観」がよりどころで、人の世の苦しみを知り尽くすとともに観通す菩薩の智慧を指すものという。生きとし生けるものの苦しみの「声」を「観る」とされる観世音菩薩が病院に置かれていることは、傾聴の共通感覚性を表現するようで、興味深いと筆者には感じられる。

他者のプライバシーをていねいにお預かりする専門職がそれとして認知されるようになってきたことをうかがわせる。同時に、プライバシーをあずけるためのステップとして、催し物で相手を相互に確認するというプロセスが欠かせないであろうとも想像できる。

　昨今の世相もあり、新病院は二一世紀的なセキュリティが確保されているが、旧病院はもう少し「開放的」だったらしい。そして、「心の相談員」とともに、緩和ケア・ビハーラ病棟で患者のお世話をするボランティアたちがおり、お世話を通じた緊密な接触を持っていたことが伝えられる。このボランティアをへて後に「心の相談員」になった者もある。また、ナースステーション前に患者が居場所を陣取って一日を過ごすなどといった日常があったらしい。旧病院でのボランティア経験もあった「心の相談員」のＱさんの以下の話からは、きびしい機能評価にさらされる現代の病院管理体制では難しいようなことが、旧病院では許容されていたことがうかがわれる。

　Ｑ：ベッドの、何か粗相しちゃったり、いろいろして、ベッドメーキングをし直すときとか、また何か困ったときに衣類のお着替えをお手伝いするとか、そういうふうなことをしてるときに、ふと漏らす言葉というのは家族にも言えない、看護師さんにもなかなか言えない、そういう自分だけの気持ちを発露するものだと。それを拾っていただけたらいいですねというのが学びでした。

　病院ボランティアに入ったときに、それが私たちの役目みたいなことを言ってくださったので。確かにその部屋に長く入ってると、引き出しの中から何々が取れないわとか、ちょっと整理、ごちゃごちゃしてるから畳んでくれるかなとか、そういうときに畳んでいろいろしてるうちに、何かきっかけがあるんですね。その中に入っていた一つのものから、「何か珍しいものが入ってますね。懐かしいものですね」なんて話をすると、「いや、実はね、それはね」って話してくださる。そういうものをご一緒させていただくというボランティアでしたね。

だからスピリチュアルケアワーカーのときよりも、その病院ボランティアで入っていたそのときのほうがもっと患者さまと身近にいましたし、お話も聞くことができました。「この後、あなたお時間あるの」「はい大丈夫ですよ」っていう。「じゃあ一緒にお茶しましょうよ。実はね」ってガサガサさってお茶菓子か何かを出してくださって。ここでもし一緒にお茶飲んで食べましょうよって。じゃあご一緒させていただいていいかしらって言って、その方の分と自分の分を持ってお部屋でお菓子をいただきながら、お茶をする。

旧病院では、このような環境の中で、患者の話を聞き、患者本人とも家族とも長い付き合いになる流れがあったようだ。お看取りの時に居合わせてしまうこともあっただろう。いっぽう、現在は、患者との接点は限られ、医療者ではないためカンファレンスなどに入ることもないので、患者さんの詳しい状況は、担当看護師や病棟師長などからの情報共有によって知るようだ。翌週訪問したらすでにお亡くなりになられていたという状況が多いので、お看取りやお見送りの機会に居合わせることは難しい。

ところで、新病院では、患者さんのご家族との接点は増えた、という「心の相談員」もある。一〇階のラウンジにはキッチンがあり、患者のために家族がちょっとした調理ができるようになっている。ラウンジをホームとする「心の相談員」がそのような家族の語りを聞くこと――患者の死への予期悲嘆に家族が向きあうためのグリーフケアをしている、そのように話される。

「心の相談員」の訪問のスケジュールは、午後一時に入り、終了は四時と決まっている。なにもなくても一〇階のラウンジ（談話室とかデイルームなどとも呼ばれる。釈迦如来像はこのラウンジにある）のお花の水を替えてととのえ、周辺をてみじかに掃除して、看護師に「今日お話を聞かせていただく方はありますか」などと尋ねるという。具体的な患者さんに看護師が引き合わせてくれることもあれば、緩和ケア・ビハーラ病棟であるから、体調が比較的よくお話の可能な患者さんはどなたもおられない日もある。事前の打合せはない。回数が多い「心の相談員」でも週一回程度なので、そして緩和ケア病棟であるから、患者さんとは文字通り一期一会、次の訪問の際にはすでに亡くなられているということも多い。交通費は病院から支給されるがそれ以外は無給のボランティアである。

「心の相談員」は、月一回・年一回の年中行事的なイベントの際には、病棟スタッフを応援する重要な担い手として活躍しているようだ。たとえば、後述する釈迦の誕生を祝う四月の降誕会のおりには、甘茶供養で供される甘茶に触れられるよう、病室を廻るという。

年に一度の慰霊祭は、佼成病院で身内を看取った家族などが集まる。その前一年間に亡くなった患者の家族に病院から手紙を送って招待する。まず一〇階の緩和ケア・ビハーラ病棟のラウンジに椅子をならべるが、筆者がインタビューをした二〇一八年は参加者がとくに多く、七〇名ほどいたという。そこでは医師が話し、看護師が話し、患者の家族同士が話したりするのだが、お一人の遺族もいるので、看護師や

「心の相談員」が声をかけたりする。その後は一階の観音ホールにエレベータで順次移動して慰霊祭の

「ご供養」をする。「心の相談員」のRさんは、相談員や看護師がつきそって、ビハーラ病棟を訪れたほぼ全員が慰霊祭にも参加しただろうと述べながら、慰霊祭の意義について以下のように語る。

R：一〇階〔緩和ケア・ビハーラ病棟ラウンジ〕の集まりだけでは、何かちょっと中途半端な気持ちがしました。何か語り合いの時間持ったんですけれども、その後またそこ〔一階の観音ホール〕へ行くことで佼成会の方でない方はどうなのかは分かりませんけれど、何かすごく厳かなやっぱり雰囲気の中でそういう時間を持って、何か本当にこれからじゃあ前を向いて生きていきましょうみたいな気持ちになれるんじゃないかなって。

病院の中で行われる、なんらかの宗教色を帯びた諸行事のひとつとして、慰霊祭や年中行事は、厳かな雰囲気の中で患者の遺族をエンパワメントする意味を持っていると、Rさんは考える。一〇階ラウンジでの傾聴（これも釈迦如来像[9]の前ではあるのだが）では物足りず、一階の観音ホールでの「ご供養」が意味を持っているのだと。

では、「心の相談員」たちは、患者や家族の宗教についてどう考えているのだろうか。

「心の相談員」たちは、患者や家族の宗教について、自分から聞くことはない、という。そして、患者

（9）　ラウンジの釈迦如来像とは、公式には佼成会の本尊「久遠実成大恩教主釈迦牟尼世尊像」である。

がどのような宗教をしていても佼成会は寛容に構えているという。患者の宗教の高位職能者が病者祈念などに緩和ケア・ビハーラ病棟を訪れる場面に居合わせた経験をSさんは語ってくれた。病棟で配慮して、一時間ほどはスタッフによる病室の出入りを止めて、お祈りの時間の静謐を確保するよう努めていたという。林医師も、病棟でのそのような配慮を重んじる。とはいえ、前述したように、週一回程度訪問する「心の相談員」と、緩和ケア・ビハーラ病棟の患者との出会いは多くない。限られた時間と機会の中で、異なる見解同士の詳細な対話はそもそも成立しにくいかもしれない。

病棟が諸宗教に対して配慮している背景には、現在、病院が杏林学園と提携しており、杏林大学附属病院などと人材の往来が行われていることも関係しているだろう。宗教系大学の教員が必ずしも宗教者ではないのと同様、病院のスタッフも特定の信仰をもたない者が少なくなく、病院の設立理念は受けとめつつ、スタッフそれぞれの価値観を保っているということでもあろう。Sさんの以下の語りは、その辺の配慮をうかがわせる例である。

S：病院のほうが、そういう宗教色を出さないようにって配慮が何かされてるなって思いますね。佼成会の三大行事、降誕会っていう、その時にお花祭りはやるんです。よく佼成会の行事のときはサリー着た子どもたちが〔誕生したばかりの釈迦の像に〕甘茶かけたりとかするんで、そのサリーの生地を持ってるボランティアの人がいたので、看護師さん着て、それ着て回ったらどうですかみたいな、お部屋をね、甘茶を持って、どうかなっていって言ったんですけど、何かそれはちょっと宗教色が出るので、それはちょっとって。

「心の相談員」が受けたトレーニングでも、また「心の相談員」としての申し合わせでも、話題を相談員側から振らないよう、方向づけないように、抑え、控える姿勢を確認している。TさんとUさんは、その姿勢を以下のように表現する。

T：そうですね。こちらから〔質問などを〕振ることはあんまりないですね。そこでビハーラに行ったときに出過ぎないっていうことを一番言われた。なるべく、ただいるっていうことを大事にしてくださいって言われたんですね。

だからこちらから振るってことはほとんどなくて、あちらの方が聞かれたこととかは何かしゃべりたいけど、でも寂しそうにってか、時々はお茶とかいかがですかって声を掛けるときはありますけど、何か質問したりとかそういうことはないですね。

U：信仰者だからとかそういうことではなくて、人が大好きですね。人が好きですね。年とともに人に教えたくなるという。いろんなものが積み重ねてくると、人に教えたくなる気持ちになってしまって、押し付けがましくなりますよね。でも、ビハーラにいるとそういうことではなくて、その方がお話ししたいように聞くというところに徹することができるのは、これもまたいいかなと思います。

「心の相談員」の側から話題を出さないだけでなく、話をするよう求めないこともある。Vさんは、電話相談のときと、緩和ケア・ビハーラ病棟での傾聴とを比較して、意識していることを言葉にしてくれた。そばにいるということ以外には、話を積極的に聞くこともままならない状況もある。その前提で、病棟を訪れるから、目指すところは電話の傾聴とは異なって当然だと。

V：電話は内容はどうであれ、聞いてくださいという、聞いていただきたいから電話かけるわけですよね。……電話相談、同じカウンセリングとしてかかわっていることでも、電話相談は、「はい、聞かせていただきますよ」っていうことで受話器を持ちますよね。「聞いてください」って。でも、ビハーラの場合には、話をするという患者さまは、話ができるという体調と、そういう状況にないと、言葉が出てこない。思わしくなければ、ただ黙って話しすることさえも思うようでないとなると、本当に不安を抱えていたり。一人でいることが好きな患者さんは別だけれども、何か寄り添う何かが欲しいと感じられる方の、本当にそばに漂う、この空気、ビハーラの空気、そこに流れる風、そして温かいぬくもりというか、あなたのそばにいるわよ、あなた一人じゃないわよっていう、そんな心と心のメッセージの伝え合い方っていう、そういう感覚が、むしろあるかなって。電話とはちょっと違う相手さまだなって、ですね。

さて、佼成病院に佼成会の会員が入院することはもちろんあろう。その場合、「心の相談員」はどのように対応するか尋ねてみた。心ゆくまで佼成会流の語りと傾聴が展開する、と思いきや、Wさんは、むしろ話したくなる自分を横に置き、まずお話を聞こうと心がける、という。

W：いや、そういう方のほうが、自分が何でも話したくなるように、私は、いつも出会ったときに感じます。その方の理解の中での話を、全部していきたいというところが多いので、ただただ聞くだけをしております。会員の方との触れ合いのときには。……私が、「あなたは今こうこうですね」とかって言うよりは、ほんとに、「それで、どうして」っていう形で、相手が話をしたいことを聞かせていただくことのほうに、私は聞かせていただいてるつもりでおります。

「心の相談員」が、宗教者として動くことは、まったくないわけではない。旧病院時代の例で、「何かがいる」と感じてしまう患者さんのための対応として、「心の相談員」が看護師から相談を持ちかけられ、陀羅尼品と呼ばれる法華経の一章を誦《よ》んだこともあったらしい、ただしこれは例外的な対応で、通常は宗教的な行為は控えるという。

ところで、緩和ケア・ビハーラ病棟で診療にあたった林医師は、「心の相談員」とは違う角度から、患者や家族の信仰を確認することにしていたらしい。「信仰はお持ちですか」と。林医師が講演などの際にそのような自らの姿勢を話題にすると、聴衆からその是非を問われることもあったようだ。ふつうの医師としては、患者個人の背景に踏み込みすぎではないか、ということだろう。彼はそれに答えて、「宗教に関わる病院だからこそ、相手の宗教を尊重したいのです」と強調したという。「祈りの時間があれば、その時間は部屋を訪ねないようにする。食事の決まりごとやタブーとされているものがあるかもしれない。『患者さんが信じているものは、その生き方に影響している』」からだと説明する（佼成新聞二〇〇七）。病棟の責任者としての立場だから裁量できることでもあり、また、その立場だからしておいた方がよいという判断でもあろう。

林医師の姿勢[10]からは、佼成病院での宗教的な「配慮」が、ほどよく控える・横に置くという形も、その逆の積極的裁量という形も、いずれもとりうることが察せられるのではないだろうか。

なお、「心の相談員」をしながら、自分自身の信仰も、きれいごとかどうかが問いなおされる。Xさんは、以下のように経験を語る。

X：やっぱり患者さまにお会いする以前の自分の心として、ビハーラ病棟に祀ってある仏様があるわけですけれども、そこに手を合わせて、「来させていただきました、きょうもよろしくお願いいたします」と言ってかかわるわけですけど、〔緩和ケア・ビハーラ病棟の〕扉を開けた時に、本当に命を尊ぶ、すごく大切に思う、清らかな、天使のような気持ちに、ふとなるわけですよ。

でも、それ、家に母をデイサービスやらショートやらお願いしながら向かってきてるわけです。……五時には母が帰ってくるので、それに間に合うように、時間を前倒ししながら、本当に申し訳ない、いる時間は限られて、もうこの時間には出なきゃと思って出るわけじゃないですか。……訳の分からない母とのやりとりの中では、鬼にもなり、清らかなビハーラの患者さまに向かうような私の心よりも、現実、母に食事とか薬とかってかかわる、そういう私が、いらいらする私もありますね。

私の中では、……ビハーラということを通して、本当に醜い心と、それこそ仏様のような優しい心と、それを見つめる、そういう場でもありましたね、ビハーラ。

四　傾聴者になるとはどういうことか(11)

このような「心の相談員」は、佼成カウンセリング研究所にどのような形でかかわり、また、どのような学びをしたのだろうか。そして、立正佼成会の教会での「お役」をになう人材としてのあり方とどのようにかかわるのだろうか。ここまでに、佼成カウンセリング研究所の制度面についてはかんたんにだが述べてきた。この節では、研究所の講座での学びで、「心の相談員」たちがどんな経験をされたかをみていただきたい。

---

(10)　別の記事で林医師は、東京慈恵会医科大学創設者の高木兼寛の「病気を診ずして病人を診よ」という言葉を、自分自身の姿勢として語っている。(佼成新聞、二〇〇八年二月一〇日)。

(11)　現在一二名が活動している中で、インタビューする「心の相談員」七名の選定は佼成カウンセリング研究所にお願いし、「定例会」という打合せの前後の時間をいただいて、以下の質問項目を事前に用意しながらお話の流れに乗っていく半構造化面接を、研究所の面接室で行った。準教団施設での、紹介によるインタビュー、という条件が、当然、筆者の印象や叙述に影響を及ぼしているだろう。「心の相談員」それぞれの生き方やあり方に対し、筆者は敬意を禁じ得なかったことを告白しておきたい。

インタビューでは、性別、年齢、立正佼成会における立場(会員の場合)、「心の相談員」としての活動歴、活動頻度などをまず確認した。ついで、カウンセリング講座を受け「心の相談員」となる経緯や背景、続けているモチベーションについて確認した。実際の活動での一日のスケジュール、毎日行うこと、毎日ではないが行うこと、患者との関わり、面談での話題、スピリチュアルペインへの対応の仕方、宗教的ケア、難しいと感じること、喜びや嬉しさを感じること、印象的な事例(成功例、失敗例)、信仰の有無や違いへの対応などを尋ねた。

佼成カウンセリング研究所では、二年間の学びを終えたところで人数が絞られ、半分が残って次の二年間に進むことができる。この時の面接はもちろん人数が絞られるゆえの緊張があるのだが、それだけでないという。面接での「あなたは何者だと思うか」という問いかけが深く胸に刺さり、あとあとまで学びを支えられたと、複数の「心の相談員」が告白する。その選抜の際に面接員から受けた言葉が、カウンセリングに本気にとりくむきっかけとなったと、Zさんもいう。ここにはZさんが、佼成会の会員として学んだことを、いちどてばなして再消化する過程がある。佼成カウンセリング研究所で自己省察を繰り返し求められたことがうかがえ、さらに、それをパートナーとの関係に応用した結果にも言及されている。

Z：自分自身がそれまでは正しい、あることを正しい人じゃないけど一応こういうふうにしたらいいよなっていうか。人間として正しい生き方とかいっぱい教えてもらっているから、そうせねばならないとかそうすることが自分の考えだと勘違いしていたりとかしていた……。

……面接のときに、あなたは自分自身をどういう人だと思いますかっていう質問を受けたんですね。それで、私は笑顔がすてきですねとかほかの人が自分に対して言ってくれることは言えるけど、私が私自身に対して私はこういう人ですって自信を持って言えなかったんです、そのときは。人からの評価ばっかりで、自分が自分のことをどういうふうに知っているんだろうっていうことがうまく答えられなくて、それで面接員に、「あなた二年間何勉強してきたの。自分を知るために勉強してきたんでしょう」って言われて。「自分のフィルターを通してしか人を見れないので、その自分をどういう人か知らないと人のお話も聞けない」っていうことを言ってくださったと思うんですけど、それが答えられなくて私はもう帰りの電車、泣きながら帰ったのを覚えているんですけどもう本当に。そういう私って知らない、自分のことをって言って本当に泣きながら帰って、それから一週間ぐらいすごい悩んで、本当に。それからですね。あなたはどう感じているのって自分に聞けるようになったのは。……やっぱりこれからカウンセリングをしていく中で自分自身のそういう気持ちも許してあげられなければ人さまの気持ちも許してあげることはできないなって。……主人も、前は私が何を考えているか分からなかったんですって。それが言ってくれた、言えるようになってからのほうが何を考えているか分かるから今のほうがいいって言われて、あの我慢して我慢したあの私は何だったのって。……カウンセリングのお勉強をしたおかげさまで、それまで無理して頑張っていてつま先立ちで頑張って歩いていたのが、やっとかかと下ろして素の自分で、きょう疲れちゃったとか、ちょっと私、痛いからここもんでとか主人にも言ってもんでもらっちゃうこともできるし、すごく自然体になれたのですごく私にとってはこのカウンセリングをお勉強させてもらったっていうことはすごく大きな、人生が変わったぐらいの。

Zさんはカウンセリングの学びを通して、地域の中で非会員の若い母親たちの相談に乗る活動に長く従事することとなった。佼成カウンセリング研究所が公式に発表している活動は地域の教会における会員対象のものが多いが、それ以外の「地域」の広がりもZさんのようにあることが確認される。

Z：信仰とか教えは確かに立派ですけど日常生活の中でそれを使うってことが私にとっては魅力的

だったので、それを分かりやすい言葉で使ったり、それをこういうふうにすると変わっていくよとかっていうのを分かりやすい言葉で伝えるってことが私にとってはすごく合っていたので、そういう側面から関わっていけるような生き方をしたい。

自分を掘り下げていくたいへんさとよろこび。いっぽう、傾聴する現場で出会う方の、取り除くことのできない苦痛や不安。目の前の方の苦しいお話を聞きながら、傾聴者は自分の無力さに直面する。その時、その場しのぎの、苦し紛れの助言や偉人の教訓、口当たりのよい言葉を出すのではなく、しっかり聞ききることができるか？　助言ややさしげな言葉は、相手に寄り添っていることではなく、相手が求めているものでもなく、その場にいる自分が、自分の無力さから逃れたいから言うに過ぎない。そんな、自分が力になれないつらさを抱えたままその場にいられるように支えてくれるのが、自分にとっては、信仰だとおもう、と、Ｙさんはいう。

Ｙ：つらさ、苦しみを抱えていらっしゃるっていう方のお話を……聞ききるっていうのはとても難しくなるんですよね。……カウンセリングの学びの中で、やっぱり、その方のつらさをそのまま受け取って、そこに一緒にその方のスピードに合わせて歩いていくっていうあたりのところを、私たちの研究所の養成では大事にしているので、……大丈夫だよって言ってあげたくなったりとか、こうすればいいよって言ってあげたくなっちゃったりする。そこで自分っていうものを見つめていくわけですよね、カウンセリングを学ぶことによって。どうしようもないからつらいっていうあたりを一緒にいれないのはこちらの責任っていうか、こちら側の問題。だから私は、これはほかの方がどう思われるか分かりませんけれども、私はそういうところで自分を支えるのが信仰かなって。

Ｙさんは、自分は「仏教教団の在家会員なのだ」と重ねる。僧侶や神父や牧師といった、外から見ても立派な、重みを持った、信頼を得られるような人とは、自分とは違うという。力の限られた在家として、「あなたとご一緒にそこで祈るとか念じるとか、あなたの願いがかなうようにご一緒に」としかいえないけれども、そういえるだけの文えを自分はいただいていて、苦しんでいる方と出会うことに意味があると感じている、といわれる(12)。

信仰をそのまま全肯定して語るのではなく、経験を通して応用や言い換えをしたり、なんとかしたいという思いを撓《た》めたまま踏みとどまったりする姿勢は、訓練なしでは身につけにくいと感じられる。信仰の共同体の中で、「お役」を担う人材の育成に、これはどんな意義をもたらすだろうか。次節で考えてみたい。

(12)　村瀬正光ら（二〇一三）は、国内の緩和ケア病棟二六二施設において、予備的調査で確認できた一七六名の宗教家を対象に、緩和ケア病棟での活動内容を問う無記名式質問紙調査を行っている。病棟で活動するために必要な知識や能力として、まず「傾聴についての知識・それを行う能力」、ついで、「患者・家族と寄り添うことができる能力」、「患者・家族・スタッフとコミュニケーションを良好に行うことができる能力」に並んで、「回答者が軸足を置くことができる信仰を持っていること」が四番目に挙げられている。そしてだいぶ順位が下がるが、「回答者が所属・信仰している宗旨宗派・教派の宗教行為を行う能力」も必要であると指摘されている。

五　宗教的文脈で傾聴者のになうもの

患者の権利を強調した「リスボン宣言」には「宗教的支援」を受ける権利が明示されている。病院の国際的な評価機関であるJoint Commission Internationalのマニュアルでは、宗教者による傾聴が提供できるかも問われる。病院機能評価の緩和ケア版には「宗教家の援助」に関しての評価項目がある。日本では理解されにくいが、信教の自由とは、宗教を強制されない自由だけではなく、宗教を病院のような特殊な場所でも実践できる（そのような環境を整備してもらえる）自由でもあり、患者の権利として「宗教的支援」「宗教家の援助」を求めることが、病院に必要な機能として認められつつある。しかしそれらの具体的な内容は、臨床実践につながりうる形では、まだ明確にされていない。そしてこのような医療界の動きとは別に、模索を重ねてきた宗教教団・宗教系医療機関があった。

仏教を軸にしながら、カウンセリングという世俗的な方法論もよりどころとして採り入れ、教団内外の多様な価値観との接点を保とうとする、ある種のカウンセリング・マインドを尊重する教団の姿勢が、佼成病院や佼成カウンセリング研究所として展開したのをみた。

自分自身を知る訓練を重ねることで、自分自身の価値観を横に置き、病棟に入っていく。病棟では、助言や教化をしたくなる気持ちを置いて、なにもできないけれどそこにご一緒する傾聴者を保つ。このような、「心の相談員」に近い、病棟での傾聴を行う、ほかの存在を二つ挙げて、「心の相談員」のあり方を浮き彫りにしてみたい。

東北大学などを拠点とする臨床宗教師は、倫理綱領や倫理規約（ガイドライン）などで、「ケア対象者の自律性」「布教・伝道・宣教をつつしむべき公共空間」について言及し、助言や宗教活動に一定の制約を課している（高橋原二〇一二、日本臨床宗教師会二〇一六）。行動規範だけ見ると、「心の相談員」も、その枠に収まるように見える。だが、臨床宗教師となる人の多くが、宗教団体のふつうの教師資格者で、傾聴に特化された学びは行っていないことと比較すると、四年間の佼成カウンセリング研究所での学びはなんらかの違う結果をもたらすとみるべきだろう。ただし、それについて述べるには詳細な調査が必要であるが。

また、どこにどのような線を引いて、助言や宗教活動に制約を課す、すなわち「配慮する」かの方法は、さまざまである。共同研究の中で訪問した病院では、それぞれの経験と工夫を積み重ねた上で導かれた方針をみることができた。たとえばキリスト教系の病院では、チャプレンという、傾聴を専門にする学びを神学校で得た人が奉職する。チャプレンの訓練には心理学が大きく影響しており、佼成カウンセリング研究所での学びに近いと思われる。あるいは、天理よろづ相談所病院では、天理教の教職者が「おさづけ」と呼ばれる、祈りを込める儀式を患者に対して提供するが、儀式の対象はそれを求める者のみに限定している（本人が希望しなければ「おさづけ」を施されることはない）。入院患者やその家族は、教職者の姿や「おさづけ」の様子を病棟で自然に見かけることになる。そして希望すれば誰でも「おさづけ」にあずかることができる（山本二〇二〇：一四）。これに対して、「心の相談員」は、ピンクのポロシャツを着ることにより、判別がつくようにはするけれども、「在家」としてのあり方に踏みとどまる。祈りを込めるような儀式も言動も宗教的な助言もつつしむ。佼成会員の「心の相談員」は、静かに傾聴するという課題を、宗教的にも意味あるものととらえ、そして、患者の苦しみや痛みを取り除くことができない無力さに耐えてそこにいるための力として、信仰は背後の支えをつとめる。「仏性礼拝」のようなことばをよりどころとして。

チャプレンや臨床宗教師や天理教の教職者と、「心の相談員」の優劣を論じようとしているのではない。山本を代表とする共同研究をしながら、あらためて触発されたのは、宗教者と非宗教者の境界線とを本当はどこに引いたらよいのだろう、という問題意識だ。あるいは、信仰や価値観への介入が許容される線は動かしうること。傾聴の専門性の輪廓を広げることによって、宗教者と非宗教者・他宗教者との関わりは、実に多様でありうると、筆者は驚いているのだ。

たとえば佼成カウンセリング研究所のメンバーの多くは宗教者であるが、カウンセリングという専門性は、宗教者としてのアイデンティティのどこに位置づけられるのだろう？　患者や家族の信仰を尋ねて、患者や家族をよりよく知ろうと踏み込んでいたという、林医師の自由な越境はどこに位置づけられるだろうか。彼自身が高木兼寛のことばを引いているように、職業的専門性に根ざすようにも思えるが、宗教的なケアが体現しうるもう一つの選択肢のようにも思える。病院という組織の中で自己判断を求められそれが可能な医師という立場を最大限に活かした対応であったろう。だが、相談員同様に、他者の生きてきた世界への敬意がみえるだろう。いっぽう、医療スタッフですらない「心の相談員」は、病棟では責任も権限もない存在で、もちろん林医師と同じような裁量はできない。けれども、白衣でも法衣でもないピンクのポロシャツの内側には、鍛えられた傾聴のにない手が静かに熱をたたえているのだ。

傾聴活動において、相手の自律性を確保するための「配慮」や「留保」のあり方は多様で、それは、病院や病棟の方針、それを定める医師の考えだけでなく、傾聴者がどのようなアイデンティティを育てていくかという課題にも関わっているのだと、改めて感じられる。

宗教者が自身の宗教について語るのはむずかしい。宗教用語は、外の人間には通じないだけでなく、排除している印象を与えることさえある。人間として向きあえば有意義な理解や対話ができるかもしれない。恐れや気遣いのあまりに、深いところを語らず触れずに終わってしまうのではなく、遠慮ではなく配慮を、傾聴の場にあらしめることで、信仰が暗示されている、ともみえる。

もう一つ、筆者が興味深く思ったのは、佼成カウンセリング研究所という機関で、四八年の間送り出されていった「有資格者」のアイデンティティである。彼女ら彼らには、個人のアイデンティティだけではなく、教団の人材としてのアイデンティティが問われると思われる。

しばしば忘れられがちなことだが、宗教教団における伝道・教化とは、新規会員の獲得にとどまらない。むしろ、既存の会員に長期間にわたって一定以上の充足感をもたらし、世代継承やその後の自然な勧誘につなげていくためのお世話である。傾聴の学びはそのためにあると考えられる。学びを経た後に責任ある「お役」を受けとめていくのは、個々の人生の充実ということだけですまない、組織の充実という視点をも求められていくことになるだろう。

「お役」を担う人材は、会員の多様な意見や事情をとりまとめて、個々の会員の理解を得て合意形成し、また会員からの協力を得つつも、組織として採るべき方向性を見定める役割を負う。果を挙げる充実感もあろうが、矛盾の中に置かれて、傾聴と意思決定と、依頼を行う立場となる。自由さや自発性だけでは引き受けられない責務、平等を尊重しながらときには権威も行使しなければならないかもしれない。このような矛盾を、自己の内面および教団の「お役」をになうものとして、行動においてどのように落着させていくかという課題が、組織の中での傾聴には伴なってくるだろう。

カウンセリングの学びは、絶対的な信仰を相対的なものへと変容させかねない要素を孕んでいるけれども、同時に、無条件で信じるだけでは行き詰まってしまうものを突破していく可能性をも秘めているとおもわれる。そのような機関を、教団のなかで半世紀のあいだ育んで来た積み重ねが、教団内外にしずかに広がっていくと期待している。

※本章は、二〇二〇年十一月刊行の『中央学術研究所紀要』第四九号、一二七―一四五頁掲載の同名の拙稿にじゃっかんの加筆を行ったものである。

参考文献

Moberg, David O., 2001 *Aging and Spirituality: Spiritual Dimension of Aging Theory, Research, Practice and Policy*, Haworth Press.
阿満利麿『日本人はなぜ無宗教なのか』ちくま新書、一九九六年
葛西賢太・板井正斉編『ケアとしての宗教』明石書店、二〇一三年
佼成カウンセリング研究所「心の相談員スピリチュアルケアワーカー（ＳＣＷ）の活動」『佼成カウンセリング』第五三号、二〇一八年ａ、一一一―一一七頁
佼成カウンセリング研究所「平成二八年次活動報告」「平成二九年次活動報告」『佼成カウンセリング』第五三号、二〇一八年ｂ、一七九―一九八頁

佼成カウンセリング研究所『ニューズレター』第二号、二〇一八年C
佼成新聞社「いのちいとおし——ビハーラ三年半の取り組み」『佼成新聞』全十五回、二〇〇七—二〇〇八年（林茂一郎氏が整理し直した資料のため、一部のみ日付判明）
高橋原「東北大学における『臨床宗教師』養成の試み——こころのケア・公共性・宗教協力」『国際宗教研究所ニューズレター』七五号、二〇一二年、二—六頁
日本臨床宗教師会「臨床宗教師倫理規約（ガイドライン）および解説」二〇一六年、http://sicj.or.jp/uploads/2017/11/guideline.pdf。二〇二〇年八月二日ダウンロード。
村瀬正光他「緩和ケア病棟における宗教家の活動の現状についての質的研究」『ホスピス緩和ケア財団二〇一二年度調査研究報告』二〇一三年（https://hospat.org/assets/templates/hospat/pdf/report_2012/2012-c1.pdf）
林茂一郎「立正佼成会附属佼成病院緩和ケア・ビハーラ病棟の一〇年間——臨床医から見た生老病死」『中央学術研究所紀要』四五号、二〇一四年、五九—七八頁
山本佳世子「宗教者による非信者への宗教的ケアについて〜天理よろづ相談所病院事情部講師の活動に関する患者への質問紙調査より〜」『天理医療大学紀要』八巻一号、二〇二〇年、一三—二六頁

第7章　宗教系病院における亡くなられた非信者患者及びその家族への宗教者によるケア

山本佳世子・打本弘祐・葛西賢太・森田敬史

一　はじめに

宗教系病院において、信者である入院患者の宗教的儀礼・儀式を執行する役割を担っていたのが、チャプレン等と呼ばれる病院付き宗教者である。彼らは日々の礼拝・ミサ、洗礼式や葬儀等を執り行い、患者の病床を訪問し、その苦悩に耳を傾け、その宗教・宗派に基づいた対話をしたり祈りを捧げたりしてきた。日本においても宗教系病院を中心に、それぞれの病院の理念に基づいて病院付き宗教者が配置されていたが、統一の資格や教育システムは存在しなかった。それが終末期患者の抱えるスピリチュアルペインを含む患者への全人的ケアが唱えられるようになり、一九八〇年代以降、宗教者や医療者を中心にスピリチュアルケアの議論と実践が蓄積されてきた。「無宗教」を標榜する人が多い日本においては、宗教的儀礼・儀式の執行や、特定の宗教・宗派の教義に基づいた対話といった布教伝道につながる宗教的ケア活動をスピリチュアルケア提供者の活動から切り離し[1]、スピリチュアルケア提供者も宗教者に限定されない形で養成が進められていった[2]。日本スピリチュアルケア学会での資格認定が二〇一二年に始まり、非宗教者であり、宗教的ケアを行わないスピリチュアルケア提供者も多く誕生している。

では、「無宗教」者への宗教的ケアは不要なのだろうか。東日本大震災以降に公共空間で布教伝道をせずに心のケアに携わる臨床宗教師が立ち上がり、期待が集まっている。その背景には、布教伝道への警戒感と、しかし非信者による宗教者からのケアニーズがあることが窺われる[3]。そこで、日本スピリチュアルケア学会の資格認定や臨床宗教師が登場する前から宗教者による非信者へのケアの蓄積がある宗教系病院を対象とした。それらの病院で、宗教者は非信者にどのように関わっているのかを尋ねるインタビュー調査を行い、その結果を本書第2章から第6章に報告した。その中で、宗教者であることが重要な意味を持つ非信者へのケアとして再確認されたのが、非信者患者が亡くなられた際の宗教者によるお見送り、葬儀執行やお墓の相談、その後の家族へのグリーフケアといった、死者の慰霊・供養・追悼等による死者及びその家族へのケアである。

そこで、本章では特に、亡くなられた非信者患者及びその家族に対する宗教者によるケアに注目し、宗教系病院における宗教者による非信者患者へのケアの一端を明らかにし、さらには「無宗教」と言われる日本人の死生観や宗教性の一端についての示唆を得る。

二　病院における宗教者による亡くなられた患者へのケアに関する先行研究

キリスト教系病院チャプレンの活動の一部として、葬儀の執行に触れている研究としては、深谷らの一連の研究がある（柴田・深谷二〇一一、深谷二〇一一、深谷・柴田二〇一三）。首都圏および関西圏のキリスト教系の九病院への調査（深谷二〇一一、深谷・柴田二〇一一）では、うち六病院が葬儀を行っており、条件を付している場合、付していない場合、積極的に行う場合があるという。条件を付す例はある程度のキリスト教の信仰を求めるのに対し、付さない例はキリスト教信仰への理解は求めず、本人の精神的安定のみを目的としており、積極的に行う場合は葬儀を伝道の機会と捉えているなど、葬儀の執行の仕方に非信者への向き合い方が現れている。また、九州地方のキリスト教系二病院への調査（深谷・柴田二〇一三）でも両病院ともに葬儀の執行をしており、キリスト教系病院の多くが亡くなられた患者へのケアとして葬儀の執行をしていることがわかる。

一方で、臨床宗教師の倫理綱領（二〇一六）および倫理規約（二〇一六）では布教・伝道を目的とすることを明確に禁止し、宗教的ケアについてもかなり慎重な姿勢を取っており、臨床宗教師は死者供養を介して既存の寺檀関係を乱すことのないよう戒められている。臨床宗教師のケアについて大村（二〇一九）

（1）　宗教的ケアとスピリチュアルケアの違いについては、谷山の提示したモデル（谷山二〇〇九）がわかりやすく、広く受け入れられている。

（2）　アメリカでは病院チャプレンを養成するClinical Pastoral Education（臨床牧会教育）を受講するためには所属する宗教団体からの推薦が必要であるが、日本スピリチュアルケア学会による認定教育プログラムは、いずれも特定の信仰を持っていることや、宗教団体からの推薦を受講の条件とはしていない。

（3）　臨床宗教師がいかにして誕生したかは、藤山（二〇二〇）に詳しい。

は、布教・伝道と多重関係を避け、地域の宗教者との良好な関係を維持するためには、臨床宗教師の立場と宗教者の立場は同時に存在し得ないと述べる。宗教者は宗教的儀礼の実施などの宗教的ケアを行い、生者である信者のケアだけではなく、供養などのケアによって死者のケアをし、さらには死者のケアを通した生者のケアができ、それは宗教者のみが特権的に行えるケアだと指摘する。しかし僧侶である臨床宗教師が葬儀等の儀式を行うことは地域の既存の寺檀関係を損なうものとしてトラブルに発展する可能性もあることから臨床宗教師は宗教的ケアの実施を控えるよう要請されるのである(4)。それでもケア対象者からは死者のケアや死者を通した生者のケアができる者として見られるために、直接的な宗教的ケアを行うことなく、ケアの中に潜在的な宗教的ケアが働くと大村（二〇一九）は述べる。

青山らの研究（二〇一七）では、全国の緩和ケア病棟で宗教的背景のある施設の方が患者の望ましい死の達成度が高い理由として、病院に宗教的背景があること、宗教者がいることが、直接的な宗教的ケアや意識的なスピリチュアルケアだけでなく、「宗教的な話のしやすさ」を生み出していると指摘している。まさに大村の述べる潜在的な宗教的ケアである。

以上より、非信者に対する宗教者ならではのケアとして、葬儀という直接的な宗教的ケアと、「それができる人」という期待による潜在的な宗教的ケアがあることが確認できた。キリスト教系病院では伝道目的で葬儀を行う者、伝道目的ではなく患者・家族の精神的安定を目的に葬儀を行う者がいる一方で、地域コミュニティとの良好な関係を維持するために、僧侶である臨床宗教師は、ケア対象者のための葬儀等の宗教的ケアは自身では行わない規定があることがわかった。

三　研究方法

本章では、あそかビハーラ病院、長岡西病院、天理よろづ相談所病院、キリスト教系病院A及びBで活動する宗教者へのインタビューによって得られたデータを分析する。今回対象とした病院の他に、立正佼成会附属佼成病院でも調査を行ったが、佼成病院で活動する宗教者の場合、看取りや死者供養には直接関与する例がほぼ皆無であることを確認しており、本章の対象からは除外している。なお、病院によって宗教者の呼称が異なるが、本章では各病院で用いられている呼称を用いた。

これまでの章でも紹介されているが、改めて、各病院の概要と調査対象者は次の通りである。あそかビハーラ病院は京都府城陽市にある浄土真宗本願寺派を背景にした病床数二八床の完全独立型の緩和ケア病棟である。浄土真宗本願寺派の門徒の少ない地域であり、患者のほとんどが非信者である。仏教精神を理念とし、調査当時は五名のビハーラ僧が勤務していた。患者の居室訪問や仏堂での朝夕の勤行を執り行う他、患者が亡くなられた場合は希望に応じて「お別れ会」を行っている。勤続年数三年以上の者三名（男性）にインタビューを行った。

長岡西病院は新潟県長岡市にある二四〇床の中規模病院である。仏教を背景とした緩和ケア病棟（ビハーラ病棟）で、二〇一八年三月までは常勤ビハーラ僧一名とボランティアのビハーラ僧が、二〇一八年四

（4）　墓地や納骨を受けていた菩提寺より、臨床宗教師の所属する寺院へと、檀家が移籍するなどが想定されている。

月からは専任ビハーラ僧四名とボランティアのビハーラ僧が活動している。ビハーラ僧は超宗派の僧侶によって構成されているのが特徴である。患者の居室訪問や仏堂での朝夕の勤行を執り行う他、患者が亡くなられた際には希望に応じて「お別れ会」を行い、また病棟で亡くなられた患者の追悼法要も執り行っている。専任ビハーラ僧四名にインタビューを行った他、二〇一八年三月まで常勤ビハーラ僧として勤務していた著者の一人である森田からも情報を得た。

キリスト教系病院Aはプロテスタントの病院で、病床数二〇〇床程度の中規模病院であり、一名（男性）の宗教者（本章ではチャプレンAと記載）が主に緩和ケア病棟で活動する。患者のベッドサイドを訪問しての患者・家族のケアや礼拝、その他のキリスト教行事を執り行っている。また、当院で亡くなられた患者の遺族に限定しない形での遺族カウンセリングも行っている。キリスト教系病院Bはカトリックの病院で、病床数一〇〇床弱の小規模病院であり、二名（男性一名、女性一名）の宗教者（本章ではチャプレンB、シスターCと記載）が主に緩和ケア病棟でパストラルケアを行っている。患者のベッドサイドを訪問しての患者・家族のケアの他、デイルームでのティーサービス、ミサ等のキリスト教行事の執行をしている。また、毎月一回、緩和ケア病棟で亡くなられた患者の遺族との分かち合いの会を開催している。どちらの病院も患者のほとんどが非信者である。キリスト教系病院ではこの三名にインタビューを行った。三名の勤続年数は五年以上である。

天理よろづ相談所病院は奈良県天理市にある病床数七〇〇床を超える大規模総合病院である。天理教の理念に基づき、医学と信仰と生活の三側面からの全人的医療を掲げている。信仰に関する部署である事情部では、全国の天理教教師の中から委嘱された講師が活動を行っている。緩和ケア病棟を有する病院であるが、その活動は緩和ケア病棟に限定されず、了解を得た全入院患者を訪問し、対話と病気平癒を祈る「おさづけの取り次ぎ」を行っている。外来や電話・手紙相談、朝夕のおつとめ等も実施している。また、当直勤務もあり、患者が亡くなられた場合は事情部講師が二四時間いつでも霊安室でのお見送りを主導する。患者の約八割は非信者である。調査当時七九名いた事情部講師のうち七〇歳未満で活動年数五年以上の者一七名（男性一一名、女性六名）にインタビューを行った。

四　結果

1　亡くなられた非信者患者へのケア

亡くなられた非信者患者へのケアとして、霊安室での宗教者によるお見送り、「お別れ会」の執行、葬儀の執行の三種類のケアがあった。なお、対象者の語りの引用は〈　〉で示す。

霊安室での宗教者によるお見送り

天理よろづ相談所病院では、入院患者が亡くなられた場合、霊安室で事情部講師が患者の到着を待ち、患者のお見送りを主導する。当直の講師もおり、遺族等から断られない限り、全ての亡くなられた患者のお見送りを事情部講師が行っている。生まれ変わりの教理に基づいて、事情部講師が病院を代表して挨拶をする。亡くなられた患者のこれまでの人生を〈お疲れ様でした、ありがとうございました〉とねぎらい、〈ゆっくりお休みくださいい、遺されたご家族をお守りくださいい、そして少しでも早く、またこの世にお戻りください〉と患者に語りかけるのである。天理教の信仰を持たない者に対しても〈それ（天理教）しか知らないから〉と〈天理教ではこう教えられています〉という言葉を添えて上述のような挨拶をする講師もいれば、相手の信仰に合わせて〈仏様のもとでどうぞゆっくりお休みください〉、〈どうぞ天国に〉などと言葉を変える講師もいる。これは布教目的ではなく、天理教の教えに基づいて運営されている病院としてできる、〈御霊《みたま》さんに対しての最高の敬意の表し方〉なのだと言う。当直で初めて会う患者、救急で運ばれてきてそのまま亡くなられた患者等もいるが、とにかく〈その人の生きた証に対して最高の敬意を示す〉というのだ。講師の挨拶の後、担当の医師と看護師の挨拶が続くが、自然とそれも家族だけでなく患者本人に向けての挨拶になるという。講師が述べたところによると、ここに医療者しかいなければ、その挨拶は遺された家族に向けてのものとなるところ、〈我々は遺族に挨拶をするのではなく、亡くなられた方の魂に挨拶をする〉ということであった。宗教者だからこそできるお見送りであると自負していることがわかる。そして、「そこに居るのはご遺体ではなく亡くなられた方である」とみなしてのこうしたお見送りの形を踏まえ、同席した家族について〈「ご遺族も喜んでくださる」「悲しみの中にも喜びが出てくる」と聞いたことがある〉と講師は語っている。

「お別れ会」の執行

あそかビハーラ病院では、ビハーラ僧が葬儀を行うことは檀家獲得のための布教伝道とみなされやすく、患者の菩提寺である仏教寺院との関係悪化につながるために決して行わない。あくまでも患者との関わりは病院内で完結させている。ただし、〈葬儀に代わるものではないけれど〉と断りを入れて、院内で三〇分程度の「お別れ会」を本人や家族に希望を確認した上で行っている。現在はオンコール体制を取っていないため、夜間に亡くなられた場合は、「お別れ会」を希望する家族に退院を朝まで待ってもらって実施することもあるという。「お別れ会」を行う時間がない場合に読経のみを行うこともある。また身寄りのない患者の場合、〈何もしないというのは寂しい、せっかくお坊さんがいるんだから、みんなでお参りしよう〉という医療スタッフの希望で「お別れ会」が必ず行われている。

病室で行われることもあるが、通常「お別れ会」は仏像が安置されている院内の仏堂（ビハーラホール）で、ビハーラ僧が家族やスタッフと共に読経し、ビハーラ僧、医師、看護師が挨拶をする流れで行われる。患者と関わりの深かった管理栄養士やソーシャルワーカーが加わる場合もある。ビハーラ僧は仏教の話を交えつつ、患者の言葉や様子を振り返る挨拶になるという。「お別れ会」は浄土真宗の患者に限らず、希望する他の宗教・宗派の患者の場合も同様に行っている。信者獲得の意図はないため、仏教の話も浄土真宗の話ではなく、〈超越的次元の話〉、〈死後にも継続していくようなつながり〉の話を中心にしているという。

また、第3章で打本が述べるように、決して多くはないが患者が所属する他の宗教・宗派の宗教者による「お別れ会」も行われる。その場合、ビハーラ僧は他の宗教・宗派の宗教者の司式をサポートしている。

長岡西病院でも同様に「お別れ会」を行っている。家族の要望により、患者の死亡確認、湯灌や清拭を終えた後に仏堂にて執行される。読経と焼香、それに加えて生前の関わりや仏教に関する法話を行うという流れである。専任ビハーラ僧の語りによれば、檀家であっても、他の非信者患者と同様に、この病棟スタイルの「お別れ会」を行うという。読経に関して、概ね病棟に準備されたお経を読む場合もあれば、適宜、各宗派なりのアレンジが加えられる場合もある。また、この「お別れ会」の読経[5]については、その後、数年にわたる遺族会で、読経後の自身の穏やかさを強調し感謝する遺族の姿を、その期間勤務していた森田は目にしていた。

ボランティアビハーラ僧の協力も得ながら、基本的には日中・夜間を問わず二四時間対応するが、要望があれば常に誰かが担当できるようにしているという。特に、二〇一八年より四名の専任ビハーラ僧が勤務する体制になってからは、四名のシフト制を中心にしている。場合によっては、担当する専任ビハーラ僧を指名してくる患者・家族もいるという。

この「お別れ会」については、完全に吹っ切ることはできないにしても、一つの「区切り」をつけるという点で、効力をもつ場合がある。それは、家族はもちろんであるが、時には受け持ち看護師をはじめとする病棟スタッフの苦悩を和らげることもある。だが年々、家族の要望に変化がみられ、一連の流れではなく焼香だけで良いとする事例や、仏堂に入らず宗教的儀礼が執り行われることなく自室から退院する事例もチラホラ見られるようになってきたという。

葬儀の執行

天理よろづ相談所病院やあそかビハーラ病院では葬儀の執行はしていない。長岡西病院でも同様に、病院内では葬儀の執行はしていない。

けれども、他宗派の檀家であった患者・家族から病院外での葬儀の依頼があり、地元のネットワークを活かし、その宗派の僧侶を紹介した事例や、同宗旨であっても宗派が違う檀家であった患者・家族から同じく病院外での葬儀の依頼があり、こちらは専任ビハーラ僧自身が執り行った事例があったという。この事例では、〈お別れ会をお願いしますねと言われていて（シフト制になっているが、指名されていたので代わって）、したことはあります〉と語るように、良好な関係性が構築されたことで患者自身が節目に宗教的儀礼を依頼するようになったと思われる。どちらも菩提寺が遠方であったり、かつ菩提寺との関係性が良好ではなかったりする場合であったという。〈まずは菩提寺に相談してくださいっていう話から始まります〉と強調するように、地元のネットワークを破綻させかねないトラブルに発展することだけは避けようとする慎重な様子が窺える。

他の専任ビハーラ僧の事例で、〈「自分のお墓をどうしようか」と言うので〉ビハーラ僧に相談できるように看護師が仲介して、その患者と話を進めていったケースもある。ビハーラ僧自身が実際にお墓のある現場へ足を運び、撮影した写真を見せながら紹介したという。この事例でもお別れ会の執行を任されていた。

キリスト教系病院A及びBでは患者からの依頼があれば、チャプレンが葬儀を司式している。どちらの病院でもキリスト教式の葬儀になることの了解は得るが、入信を求めてはいない。

キリスト教系病院Bのチャプレンは〈結構、お葬式を引き受けてやってますね。まさに信者じゃない方なんです〉、〈信者の場合は、自分の所属の教会があるので、亡くなったら、その教会へだいたいご遺体を運んで、その教会の神父が司式しますんで、大体私に葬儀を頼む人は、そういうクリスチャンじゃない

（5）　読経の「力」を科学的に検証した実験については、谷山他（二〇一九）に詳しい。

人で、でも、ここで最期まで診てもらって、ここで葬儀もしてほしいというような、いわゆる家族葬というパターンだったらということでね。結構何回か〉と述べている。多くはホスピス病棟に入院し、チャプレンと親しくなる中で〈私の葬儀、チャプレンしてくださいよ〉と直接頼まれるが、中にはチャプレンとの交流は少ない患者からも看護師を通じて頼まれることがあると言う。〈ここでしてほしいというのに、多分、街のほうでしたくない〉と言うのがあるのだろうとチャプレンBは述べている。また、親類縁者の少ない患者の場合、隣接する修道院のシスターに参列してもらって大勢で見送ることができ、〈シスターらにお祈りしてもらった〉と喜ばれるという。また、シスターCによると、親類縁者がいなくて生活保護を受けているような患者の場合、葬儀だけでなく教区の墓地を紹介したこともある。

キリスト教系病院Ａは墓地（納骨堂）も有しており、死後にそこに入る患者もいる。キリスト教系病院Ｂと同様に、チャプレンＡに葬儀を依頼してくる患者はほとんどがクリスチャンではない。やはりクリスチャンの患者は自分の所属教会で葬儀を行うからだ。墓地についてはキリスト教式の納骨堂で毎年墓前礼拝をしていること、葬儀についてはキリスト教式ですることの了解を得られれば、誰でも構わないという。

チャプレンはそこでの入信を求めておらず、そのことについてチャプレンＡは〈確かにキリスト教の、いうなれば布教の場になるわけですけど、それよりもその方のやっぱり悲嘆とかのケアにつながればっていうのを先に考えてしまうので、後なんですよね、私にとって布教的な要素が〉と述べており、布教よりもケアを優先している結果として非信者への葬儀の執行があるとの見解を示している。

実際、どちらの病院でも患者の洗礼を行うことはあるが、本人の意思を繰り返し確認する等、非常に慎重に行っており、非信者に対して布教をしようという意識はとても低い。チャプレンＡは患者の求めに応じて一緒にお経を読むこともあるといい、〈相手の大事にしているものを大事にしていきたい〉と自らの姿勢を述べている。チャプレンBも〈私がまず、キリスト教にならなくってもいいじゃないかっていうようなもの、根本的にある〉、〈その人が自分の人生の生き方を自分で選んでやってるんだから、それは神様は認めてくれるだろうっていうふうにも思うから〉と述べている。同様にシスターCは〈ご先祖様にも仏様にもお祈りしますからね、イエス様にもお祈りしていいですか?〉と言ってお祈りし、〈ご先祖様、お願いします、何々さんは一生懸命、皆さんのもとに行くために努力しています、助けてあげてください〉と話したりお祈りしたりするという。患者や家族の大切にしていることを大切にする中で、葬儀の執行や墓地の紹介もあることがわかる。

2　亡くなられた非信者患者の家族へのケア

亡くなられた非信者患者の家族へのケアとしては、遺族の分かち合いの会の開催と、遺族カウンセリングの実施、お参りに来る遺族への対応の三種類のケアがあった。天理よろづ相談所病院では宗教者による亡くなられた非信者患者の家族へのケアは行われていなかった。

遺族の分かち合いの会の開催

患者の死後、遺された家族のケアについて、キリスト教系病院Bでは毎月一回、病院で亡くなられた患者家族を対象にした遺族の分かち合いの会を開催している。第一部を「祈りの会」として院内のチャペルで行っている。チャプレン主導で讃美歌を歌い、聖書を読み、チャプレンが話をする。故人への手紙を書いたりすることもあると言う。そして第二部は会議室に場所を変えて、お茶を飲みながら近況やその時々の想いの分かち合いをしているという。クリスチャンではない遺族が〈「チャペルで心落ち着いていいわ」「心が穏やかになる」〉と、第一部の「祈りの会」が好評であるという。

あそかビハーラ病院では、四月から翌年三月までに亡くなられた患者を対象に追悼法要を行っている。追悼法要は、お盆の時期に合わせて、三〜四回執り行われている。多数の遺族が参列するため隣接する特別養護老人ホームビハーラ本願寺の仏像を安置した多目的ホールを会場としている。

長岡西病院では、一年間に二回の遺族会が開催される。病棟主催の遺族会「偲ぶ会」と、遺族の有志が主催する遺族会である。いずれも仏堂で執り行われる追悼法要と、会場を病院内の別の場所に移して催される茶話会がセットになって行われる。秋期に開催される「偲ぶ会」の対象者は、その年の夏から遡った一年間に死亡退院された患者の縁故者であり、病棟開設当初から実施されてきた。その会がきっかけとなり、翌年から「ビハーラ野菊の会（遺族が会員になっている団体）」に入会できる。「ビハーラ野菊の会」では、毎年六月に実施される遺族会の他、会員交流の場として喫茶等が催されている。人によっては大切な家族が亡くなった辛い場所であるビハーラ病棟内の仏堂で執り行われる追悼法要は、一年の節目に実施される行事として長年大事にされてきた。追悼法要のみに参加される遺族もいる。

ビハーラ病棟において「偲ぶ会」や遺族会の追悼法要を含めて八つの仏教行事の機会があり、それらは「仏教者ビハーラの会」会員が各宗派単位で執り行う。各宗派の日常スタイルで法要を執り行う場合もあれば、「お別れ会」と同様に、病棟に準備されたお経を読んだり、適宜、各宗派なりのアレンジが加えられたりする場合もある。それらの運営・調整を専任ビハーラ僧が行っている。

遺族カウンセリングの実施

キリスト教系病院Aでは遺族カウンセリングを行っている。その対象を病院で亡くなられた患者家族に限定しておらず、割合は半々程度といい、カウンセリングの件数は増えているという。そのことについて、チャプレンが葬儀をし、病院の納骨堂に入るとそこで家族ケアができるために、遺族カウンセリングが必要にはならないという。入院日数が短くなっていることによる入院中の家族ケアが不十分であることと、葬儀が簡素になり、直葬が増え、葬儀をしない人もいて、そうした方がカウンセリングに来ている印象があるとチャプレンAは語っている。その上で、チャプレンが行う遺族カウンセリングに来る人は〈死後の世界とのつながりがそこでバッて生まれてて、「それはやっぱ（心理）カウンセラーじゃ駄目」っておっしゃる方が結構多いんです。宗教者じゃないとこんな話できない〉と言うようである。〈死後の世界の話を共有していくような形でのサポート〉が必要なケースがあると言うことだ。

「お参り」に来る遺族への対応

あそかビハーラ病院では、数は決して多くはないが、命日や月命日に院内の仏堂にお参りに来られる遺族がいるという。その際には、お参りの前後にビハーラ僧が故人の思い出等を語り合う。また、遺族が病院を訪れた際に関わったビハーラ僧が対応する。多い場合は四〜五回来院する遺族もいるという。なかには〈亡くなられた患者さんが大切にされてた植木を、その息子さんが「ここにお母さんの証を」と言って持って来られ〉、あそかビハーラ病院の庭に植えた例もあるという。

長岡西病院でも、一ヶ月後の月命日、一年後、二年後、三年後、と祥月命日に来られる家族、あるいは患者が死亡退院された数年後、その患者の命日（またはその時期）に「お参り」される家族もいる。専任ビハーラ僧の一人が〈ただ手を合わせるだけとか、（遺族で）やっぱり来るような人は基本的にはやっぱり仏堂はお参りされますよね〉と語るように、ここに「お参り」に来れば何かは分からないが故人と出会えるような不思議な感覚をもったり、「お別れ会」が執り行われた仏堂という宗教的空間やその雰囲気を醸し出している釈迦菩薩像に向かい手を合わせたりする遺族がいる。

五　考　察

1　亡くなられた非信者患者へのケア

天理よろづ相談所病院での「お見送り」に非信者であっても肯定的な反応を示す遺族がいるということや、あそかビハーラ病院や長岡西病院での「お別れ会」やキリスト教系病院等での葬儀の例からは、人が亡くなられた際には何らかの儀式が重要な意味を持つことがわかる。死者を葬り、弔うのは、死者をあの世に送り出す儀式であると同時に、死者を「不在」から「死者という存在」へと変容させるためのものでもある[6]。それを﨑川は「死者へのケア」と呼ぶ（﨑川二〇一二）。我々の死者への態度は、生者に対するものと同様に「死者としてのその人らしさ」を助けるものであり、それが「死者へのケア」と定義される（﨑川二〇一二）。故人を死者として存在させることと、死者をあの世に送ることを通して「死者へのケア」がなされるのである。

天理よろづ相談所病院では、事情部講師は天理教の教理に則って死者に話しかける。天理教の教理そのものを同席している家族が理解しているわけでは必ずしもないと思われるが、「死者に挨拶をする」ことにより、死者を「不在な者」ではなく「死者として存在」させることになる。医療者だけでは、患者ではなく家族への挨拶になると事情部講師が述べるのは、医療者だけでは死者は「不在な者」として扱われることになるということであり、しかしそこに事情部講師がいることで、死者を死者として存在させることになり、医療者もそれに従って「存在する死者」に挨拶をするようになる。﨑川（二〇一二）は、グリーフケアは『悲嘆者の死者へのケア』をケアすること」をその内奥に孕んでいると述べるが、講師が「死者へのケア」を行うことによって、医療者も「死者へのケア」ができるようになっており、まさに『悲嘆者[7]の死者へのケア』をケアすること」が実現している。そして、同席した家族の反応からは、こうした「死者へのケア」を見届けることは、遺された家族にとってのグリーフケアになっている可能性も示唆されている。

あそかビハーラ病院では、例は多くないものの、伝統的な「家」が所属する宗教（多くは仏教の）宗派を大切にし、その作法に則った「お別れ会」を希望する患者や家族、それをサポートするビハーラ僧の姿がある。

その一方で、親しくなった宗教者に送ってもらいたいというニーズがあることがキリスト教系病院の例

（6）「死者」を不在ではなく存在とみることの意味については、波平（二〇〇四）や若松（二〇一二）に詳しい。
（7）ここでの「悲嘆者」には、担当する患者を見送った医療者も含まれる。

からはわかる[8]。家族葬が増え、従来の仏式の葬儀や墓地だけでなく、自然葬など、故人の希望にそった自由な葬儀や埋葬の形が増えている（村上二〇一八）。最期の時間を共に過ごし、親しい間柄になった病院の宗教者に信者でなくても葬儀を依頼することも、この流れに位置付けられる。特に都市部では宗教者とのつながりが希薄化する中で、「親しい宗教者に、親しい場所で見送ってもらいたい」と言う願いと、「親しくもない宗教家に送ってもらうのはイヤだ」と言う両方の思いが含まれるようである。「無宗教」者であっても、人が亡くなられた際には死者をあの世へと送る何らかの儀式が必要とされることがある。伝統的な葬儀はどんどん簡素化されており、最近では「終活」の一環として故人が生前に「自分らしい葬儀」をデザインすることも珍しくなくなっているが、今回の例では形式にはこだわらず自分の家の宗教とは異なっても構わず、しかし親しい宗教者が求められている。亡くなられた人をあの世に送るのは、超越的存在ではなく宗教者個人だからであろう[9]。信者にとっては、宗教儀礼の「形」は非常に重要なものである。チャプレンAは布教伝道の意識は非常に低く、普段は平服を着て、患者との対話においてもチャプレンからキリスト教の話をすることはまずないという。しかし、洗礼の時等、クリスチャンの方への儀礼儀式では形を〈ものすごく大事に〉すると言う。そして牧師として期待される「権威」を壊さないように気を付けている。一つ一つに教義的な意味がある故に、それを大切にすることが重要である。それに対し、いわゆる「無宗教」の者は一つ一つの「形」に特別な意味を見出すことはない。故に、葬儀がキリスト教式であっても構わない。むしろ、司式してくれる「人」が大事である。だからこそ、会ったこともない葬儀会社が紹介する僧侶や、関わりのほとんどない菩提寺の僧侶よりも、最期の時を一緒に過ごし親しい存在となったチャプレンに葬儀を頼むのではないだろうか。長岡西病院で、「お別れ会」を行うビハーラ僧を指名してくるケースや葬儀の依頼をしてくるケースがあることも、「親しい人」に送ってほしいという思いの表れであろう。故人を死者として存在させたり、故人をあの世に送ってくれたりするのは、超越的存在ではなく、宗教者個人なのである。それ故に、極論すると形は何でもよく（親しみのある形であるに越したことはないだろうが）その宗教者のやり方、形でしてくれたらそれで良いのである。あそかビハーラ病院の「お別れ会」も同様の意味を持つものとして理解することができる。

亡くなられた患者のお見送りに携わることは、日常における宗教者との関わりが希薄になっている現代において、病院付き宗教者だからこそできるケアの一つと言えよう。

2　亡くなられた非信者患者の家族へのケア

遺族ケアは必ずしも宗教者の存在が必須なものではない。しかし、キリスト教系病院A及びBの遺族ケ

（8）　寺檀関係の侵食になりかねないために仮に患者からの要望があったとしても仏教系病院では基本的には回避する葬儀の執行について、キリスト教系病院では要望に応じることが可能なのは、患者あるいはその家族が属していた菩提寺側が気分を害している可能性は否定できないが、キリスト教病院の宗教者側がそれを気にかけないためである。

（9）　佐藤（二〇一五）は、中世には来迎図に代表されるように仏が死者をあの世に送ってくれるとされていたのが、近世には死者は墓にとどまる存在とされ、神仏の存在が不要になったと論じている。遺族が定期的に死者と交流する（弔い続ける）が、それ以外の時に墓で死者が寂しくないように墓は寺の境内に設置されるようになったが、「特定の宗旨の篤信者を別にすれば、近世社会では死者が眠る寺院の宗旨が問題にされることはなかった」と述べている。現代では「弔い続ける」ことが困難になり、永代供養墓が増え、その機能も寺に任されるようになっている。また、葬儀における僧侶の役割について、井藤（二〇〇八）は「故人を生の世界から死の世界に恙無く送り出す専門職」と述べている。

アの事例からは、日常においてはなかなか話しにくい「死後の世界」の話をしたり、故人を思い出し、故人に話しかけたりという「死者へのケア」を悲嘆者である遺族がする場として、チャペルのような宗教的空間や宗教者が求められていることがわかる。

遺された家族にとって、「死者へのケア」は病院内で完結するものではない。関係の希薄化が言われるものの、あそかビハーラ病院の例からは、「家」が所属する宗教宗派の宗教者による儀礼を希望する患者や家族の存在も確認できる。また、病院付き宗教者ではあるが、亡くなった時から始まり、その後の葬儀や埋葬、法事といった儀礼に関しては、以前から「死者へのケア」を担ってきた宗教者に委ねているともいえる。病院付き宗教者は、その後も続く「死者へのケア」のためにも、患者や家族の「家」の宗教への配慮が求められる。

総じて、宗教者に求められている役割が、まさに「『悲嘆者の死者へのケア』をケアすること」（﨑川二〇一二）なのである。個人的には「無宗教」者であっても、宗教離れが言われるようになって久しい現代においても、死後の世界や死後の魂を完全に否定することはせず[10]、「死者へのケア」ができる存在として宗教者が認められ、期待されている。

そして故人を追悼する場は従来の墓地や寺院だけでなく、故人が亡くなった病院にも遺族は追悼に来ることが、あそかビハーラ病院と長岡西病院の事例からはわかる。災害や事故現場がメモリアルな場として整備されたり、供養のためのお地蔵さんが置かれたりすることがある。あそかビハーラ病院に亡母の「証」として植樹した遺族の例も追悼の一つの形であろう。

だが、病棟内にお堂と仏像があることで、病院も故人を偲ぶ場として機能するようになる。宗教系病院だけでなく宗教的背景を持たない病院でも礼拝室を設置している病院もあるが（第1章）、病院内に宗教的空間があることは、患者にとってだけでなく、遺族にとっても重要であることがわかる。

もちろん、遺された家族にとって、「死者へのケア」は病院内で完結するものではない。むしろ、元来、地縁血縁のコミュニティにおいてなされていたことであろう。「無宗教」者ではない、なんらかの信仰をもつ者にとって、それは所属する宗教コミュニティにおいてなされるものである。あそかビハーラ病院で患者の所属する宗教・宗派の宗教者に来てもらって臨終勤行のような形で「お別れ会」をする例からは、そうしたコミュニティにおける宗教者による「『悲嘆者の死者へのケア』をケアすること」を病院付き宗教者がサポートしていると言えよう。

六　結　論

本研究からは、日本人の多くが死後の世界や死者の魂の存在を否定することができず、遺族の多くが死者を不在な者としてではなく死者として存在させることや、死後の世界や故人の魂が存在することを前提にした対話を求めていることが示唆された。そして「無宗教」を自認する多くの日本人にとって、死後の世界や故人の魂につながるために必要な存在は組織としての「宗教」ではなく、その権能を持つ「宗教

（10）　ＮＨＫ放送文化研究所（二〇二〇）が二〇一八年に行った調査によると、神または仏を信じると答えたものは47％、あの世を信じると答えたものは11％であり、宗教や信仰に関するものを何も信じていないと答えたものは32％であった。

者」であることが示唆された。自身は信じていなくても、自身が信頼する宗教者の方法で死後の世界や故人の魂につながろうとするのである。しかし、日常生活において宗教者との関係は希薄化しており、初めて親しくなった宗教者が病院付き宗教者であるという例も少なくないだろう。「家」の宗教で葬送儀礼を行う者も、その宗教宗派の教義はよく知らないという例が多くある。しかし、故人とつながり、弔い続けるために、寺檀関係のある仏教寺院や僧侶を利用してきた。同様に、利用する宗教者が身近にいない者が、病院付き宗教者を利用しているとも言える。

病院における宗教者による非信者に対する宗教的ケアの一つとして、「死者へのケア」及び「『悲嘆者の死者へのケア』をケアすること」があることがわかった。元来、地域コミュニティにおいてなされてきたことであり、臨床宗教師の倫理規約にあるように、病院で活動する宗教者はむしろそれを自制する必要ばかりが論じられてきた。しかし、地域における宗教者とのつながりが希薄になる中で、「死者へのケア」及び「『悲嘆者の死者へのケア』をケアすること」という宗教的ケアが、病院付き宗教者に新たに求められるようになった機能の一つであることが、本研究の結果から明らかである。

確かに、本研究で明らかになった以上のような宗教的ケアは宗教系病院だからこそできるものであろう。宗教的背景のない病院においては、宗教者には遺族ケアは求められていても、葬儀やお見送りといった直接的な宗教的ケアは求められていないことが第1章の調査からもわかる。とはいえ、「死者へのケア」及び「『悲嘆者の死者へのケア』をケアすること」の担い手として、引き続き宗教者が求められるのであれば、宗教的背景のない病院においても、病院付き宗教者によるなんらかの「死者へのケア」への関わりが今後求められるようになる可能性はあろう。

最後に、本研究の課題を挙げる。本研究は、宗教者へのインタビューのみで構成されており、患者や家族への調査は含まれていない。また、調査した病院数も限られている。今後、今回の結果をさらに検証していくために、患者・家族への調査や、更なる病院への調査が求められる。

※本章は、山本佳世子・葛西賢太・打本弘祐「宗教系病院における死亡した非信者患者及びその家族への宗教者によるケア」『天理医療大学紀要』九巻一号、二〇二一年、一三―二三頁をもとに、大幅に加筆修正し、再構成したものである。

参考文献

青山真帆、斎藤愛、菅井真理、他「宗教的背景のある施設において患者の望ましい死の達成度が高い理由：全国のホスピス・緩和ケア病棟127施設の遺族調査の結果から」『Palliative Care Research』一二巻二号、二〇一七年、二一一―二二〇頁
藤山みどり『臨床宗教師～死の伴走者～』高文研、二〇二〇年
深谷美枝「キリスト教専門職によるスピリチュアルケア実践～実践の全体像を捉える試み～」『明治学院大学社会学・社会福祉学研究』一三五巻、二〇一一年、一一七―一四三頁
深谷美枝、柴田実「キリスト教系病院チャプレンによるスピリチュアルケア実践」『明治学院大学社会学部附属研究所研究所年報』四三巻、二〇一三年、四五―五四頁
井藤美由紀「『生と死の教育』を考える～生活に根差した伝統的死生観から～」『ホスピスケアと在宅ケア』一六巻一号、二〇〇八年、二九―三八頁
村上興匡「葬儀研究から見た弔いの意味づけの変化」鈴木岩弓、森謙二編『現代日本の葬送と墓制～イエ亡き時代の死者

のゆくえ〜』吉川弘文館、二〇一八年、一三一―一四八頁
波平恵美子『日本人の死のかたち』朝日新聞出版、二〇〇四年
ＮＨＫ放送文化研究所『現代日本人の意識構造［第九版］』ＮＨＫブックス、二〇二〇年
日本臨床宗教師会『臨床宗教師倫理綱領』二〇一六年（http://sicj.or.jp/uploads/2017/11/rinri.pdf）
日本臨床宗教師会『臨床宗教師倫理規約（ガイドライン）および解説』二〇一六年（http://sicj.or.jp/uploads/2017/11/guideline.pdf）
大村哲夫「臨床宗教師ならではのケア〜宗教的ケアとスピリチュアルケアのはざまで〜」『東北宗教学』一五巻、二〇一九年、二六三―二八四頁
﨑川修「沈黙をともに聴く」『グリーフケア』創刊号、二〇一二年、一五―三三頁
佐藤弘夫『死者の花嫁〜葬送と追想の列島史〜』幻戯書房、二〇一五年
柴田実、深谷美枝『病院チャプレンによるスピリチュアルケア〜宗教専門職の語りから学ぶ臨床実践〜』三輪書店、二〇一一年
谷山洋三「スピリチュアルケアをこう考える〜スピリチュアルケアと宗教的ケア〜」『緩和ケア』一九巻一号、二〇〇九年、二八―三〇頁
谷山洋三、得丸定子、奥井一幾、今井洋介、森田敬史、郷堀ヨゼフ、カール・ベッカー、高橋原、鈴木岩弓「経文聴取により悲嘆は緩和されるのか？〜心理尺度と生化学指標による実証〜」『仏教看護・ビハーラ』第一三号、二〇一九年、一〇〇―一一六頁
若松英輔『死者との対話』トランスビュー、二〇一二年

終章　病院における宗教者による非信者への宗教的ケアの諸相

山本佳世子・打本弘祐・森田敬史

一　非信者への宗教的ケアの多様な在り様

本書の目的は、日本の医療施設で行われている宗教者による非信者に対する宗教的ケアの在り様と可能性、意義を調査研究をもとに具体的に論じることで、非信者に求められている宗教的ケアを示すことである。

第1章では、日本の病院で活動する宗教者に期待されている役割と、実際になされているケアの全体像を、アンケート調査から宗教的背景のある施設とない施設を比較する形で示した。期待されている役割としては、「患者・家族のこころのケア」、「職員のこころのケア」、遺族のケアへの期待が高く、布教伝道や宗教的儀式の執行、礼拝施設の管理は期待されていないことが分かった。実際の活動としては、宗教的背景のある施設の方が有償で活動する者が多く、院内全体に関与しやすく、活動内容も患者・家族のケアに加えて、職員のケア、遺族のケアを行っている例が多いことが分かった。また、宗教的背景のある施設では宗教的儀礼儀式も行っているが、入信儀式は決して多くはなく、一方で他宗教の宗教者の紹介も宗教的背景のある施設の方が、ない施設より多く、非信者患者の宗教的ニーズに丁寧に答えようとする姿勢があることが確認できた。

続く第2章以降で、実際に病院で活動する宗教者による非信者に対する多様なケアの在り様が具体的事例を通して示された。それぞれの特徴を示すと以下のようになる。

・キリスト教系病院A

キリスト教精神を理念とするプロテスタントの病院で、常勤のチャプレン（牧師）が一名、主にホスピス病棟（緩和ケア病棟）で活動している。チャペルがあり、朝の礼拝と日曜礼拝、その他の季節のキリスト教行事を主宰しており、患者の参加も自由である。とはいえ個別に患者へキリスト教の話をすることは求めがない限りないし、求めがあれば一緒にお経を唱えることもする。一方で、クリスチャンの患者に対しては相手の求める牧師の役割を果たすべく宗教的ケアを丁寧に行う等、相手の宗教的ニーズに徹底的に応えていく姿勢が特徴的なチャプレンであった。求めがあればキリスト教式の葬儀をし（入信は求めない）、納骨堂への納骨も行っている。遺族カウンセリングも行っており、「死後のケア」にも積極的である。

・キリスト教系病院B

キリスト教精神を理念とするカトリックの病院で、チャペルが院内にあり、毎週日曜日にミサが行われている。常勤のチャプレン（神父）とシスターがそれぞれ一名いる。主にホスピス病棟（緩和ケア病棟）で活動している。キリスト教の病院だからこそ、布教にならないよう細心の注意が必要とし、基本的には宗教的観点を入れないスピリチュアルケアを行いつつ、相手のニーズに応じて必要であれば神様の話もし、要望があればキリスト教式の葬儀も行う等、相手のニーズに応じて自宗教の示し方を変えている。定期的な遺族の分かち合いの会が開かれ、やはり「死後のケア」に積極的である。

・あそかビハーラ病院

京都府城陽市にある複数の有償およびボランティアのビハーラ僧が常駐する独立型の緩和ケア施設である。浄土真宗本願寺派の病院で、ビハーラ僧も皆、同派の僧侶である。仏教精神を病院理念の中心に置き、阿弥陀仏の絵像が安置され、毎日の勤行や季節ごとの仏教行事がある等、浄土真宗本願寺派の病院であることを前面に出す一方で、他宗教・他宗派への宗教的ニーズが示された場合にはその宗教・宗派の宗教者に来てもらう等、患者の宗教的ニーズに応えるためには自宗教の枠に囚われない活動を積極的に行っている。また、所在地域には浄土真宗の寺院がほとんどないことから、地域の寺檀関係を崩さないよう細心の配慮をしている。

・長岡西病院

ビハーラ病棟（緩和ケア病棟）を有し、仏教精神をその病棟理念としている、新潟県長岡市にある中規模病院である。病棟には釈迦菩薩像が安置された仏堂がある。数年前まで常勤のビハーラ僧がいたが、現在は業務委託されたビハーラ僧四名（以前は、ボランティアビハーラ僧）が交代で活動している。四名の宗派はそれぞれで、特定の宗派性は出さないようにしていることと、地元の僧侶がビハーラ僧となっていることが特徴である。そのため非信者患者と同様に、信者である患者と関わることもある。この四名の他にも開設当初から関わっているベテランのビハーラ僧数名を含めた、各宗派の地元の僧侶がボランティアとして関わっており、仏堂での朝（夕）勤行や仏教行事等の宗教儀礼も行う。ビハーラ病棟が開設されておよそ三十年が経ち、地元に根付いたその地域独自の発展をしている。

・天理よろづ相談所病院

奈良県天理市にある天理教を背景とした八〇〇床を超える総合病院である。複数の建物があり、それぞれに講堂、遥拝室、礼拝棟があり、毎日のおつとめと、月一回の月次祭が行われている。患者の参加も自由である。設立当初から天理教の理念に基づき、天理教の講師が心のケアを担当しており、調査時には約八〇名の講師がいた。全ての入院患者を訪問し、了解を得た上で、天理教の教理に基づいた対話と天理教の病気平癒のための祈り（おさづけの取り次ぎ）を行う等、天理教を前面に出した活動を行っている一方で、必ず了解を得る形で患者の信仰等への配慮はするが、積極的に他宗教のニーズに応えようとすることはない。こうした活動が非信者へのケアとして成り立つのは、地域の高度医療を長年支えてきた病院への信頼と、天理教本部がある天理市に所在するが故の天理教の病院への理解の深さといった地域性を抜きに語ることはできないだろう。

・立正佼成会附属佼成病院

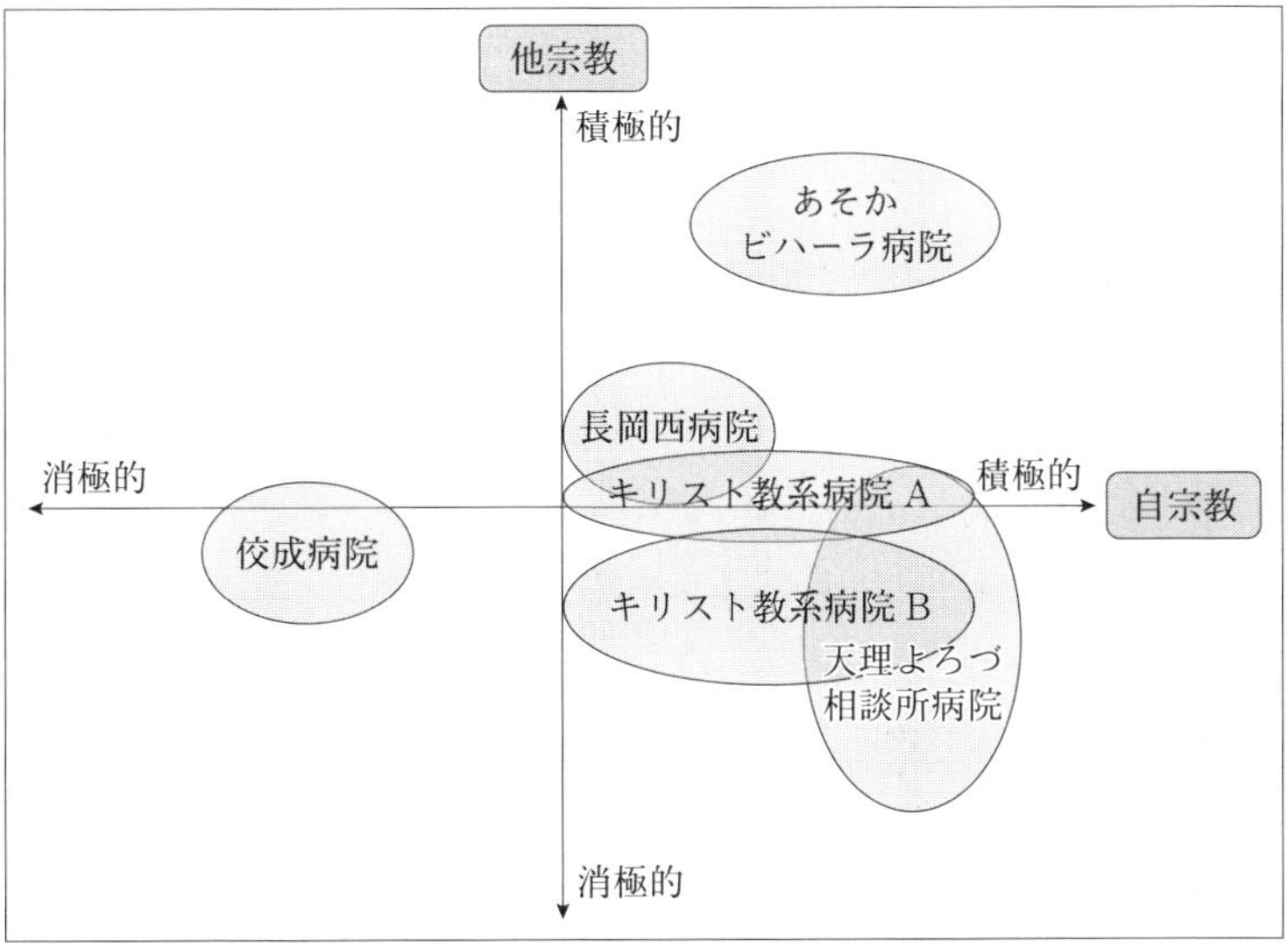

図1　病院別宗教者による宗教的ケアの諸相

仏教系の新宗教である立正佼成会附属の総合病院である。ビハーラ病棟（緩和ケア病棟）において、佼成カウンセリング研究所のカウンセラー養成講座を経た「心の相談員」が傾聴活動を行っている。病院には一階エントランスに接する観音ホールと、ビハーラ病棟に釈迦如来像があり、宗教的行事も行われているが、「心の相談員」は傾聴に徹する。相談員には佼成会メンバーでない人もいるし、佼成会メンバーも自身の信仰を表に出した活動をすることはない。他宗教へのニーズに対して自宗教の見地から積極的に対応することもなく、信仰はあくまでケア者を内面から支えるものとしてあり、こうした在り様には、立正佼成会が在家組織であることも関係していよう。

以上のそれぞれの病院の特徴に応じてその諸相を図に示すと、図1のようになる。横軸は自宗教を積極的に示すかどうか、縦軸は他宗教へのニーズに積極的に応じるかどうかを示しており、それぞれの病院を配置している。

あそかビハーラ病院と長岡西病院は共にビハーラ僧がいて仏堂があり、毎日の勤行も行う等、仏教系病院であることは前面に出すが、長岡西病院は特定の宗派性を出すことはない。宗派性の強いあそかビハーラ病院が患者の他宗教の宗教的ニーズに積極的に対応するのに対し、天理よろづ相談所病院は非信者に対して「断られたら関わらない」という形で配慮はするが、積極的に他宗教の宗教的ニーズに応えていくことはない。しかし、約八〇人いる講師の中では個人差もあり、患者が亡くなられた際のお見送りのご挨拶で「天国へ」「ご先祖様に」等、相手の信仰や死生観に合わせた声かけをする者もいれば、そうしたことはしない者もいる。そのため、縦に幅を持たせている。「おさづけの取り次ぎ」を求められなくても断られない限り行う等、自宗教を示すことには今回調査した病院の中で最も積極的である。

キリスト教系病院A、Bは非信者に対して自宗教を前面に出すことはないが、信者に対しては積極的に宗教的ケアを行う等対象者によって幅がある。また、キリスト教系病院Aのチャプレンは「患者と一緒にお経を読んだこともある」と言い、できる範囲の中で他宗教の宗教的ニーズにも応えていこうとする姿勢が見られる。それに対しキリスト教系病院Bではそのような語りはなく、ただし二人のチャプレンの間でも若干の差があるようであった。仏教系の二病院は「お別れ会」は行うものの患者の寺檀関係への配慮から葬儀を行うことはないのに対し、キリスト教系の二病院はそうした寺檀関係への配慮を特にはしないこともあり、希望に応じてキリスト教式の葬儀も行う等、毎日のおつとめ以上の儀礼儀式を行うことがあり、自宗教の示し方はより積極的な面もあると言えよう。

佼成病院には釈迦如来像と観音ホールがあり、季節の宗教行事も行っているが、「心の相談員」が宗教的ケアを行うことはなく、他宗教の宗教的ニーズに対して自宗教の見地からの対応も行っていない。他宗教の宗教者が来院した際には、その宗教の儀式や礼拝を病室で静かに行う時間と空間を確保できるよう配慮する等、他宗教に対して寛容である。

なお、今回調査を行った病院には図1の左上（他宗教の宗教的ニーズに積極的に応答し、自宗教を示すことには消極的）に配置される病院はなかった。特定の宗教的背景を持たない病院で、スピリチュアルケアを行う宗教者を配置し、複数の宗教に対応可能な「祈り」のためのスペースを用意していたり、特定の宗教に関する宗教的ニーズがあった際に対応したりするような病院があれば、ここに配置されるだろうが、日本国内ではそのような病院は非常に少ないと思われる(1)。

以上のように、非信者に対する宗教的ケアの諸相は、施設による違いと、宗教者個人による違いがあることが分かった。さらに施設による違いは、宗教による違いと、各施設の成り立ちや地域性等の違いによるものとがある。

宗教による違いとして、仏教系病院では寺檀関係や家制度への配慮があるが、それ以外の病院ではそのような配慮は特になく、キリスト教系病院では葬儀も行う。佼成病院では「心の相談員」は「在家」であるが故に自宗教の示し方も非常に抑制的である。

（1）順天堂大学医学部附属順天堂医院には、お祈りを必要とする方のための礼拝室「Prayer Room」が設置されている。また、スピリチュアルケアや宗教的ケアを行う宗教の専門家に相談を受けることができると院内随所に掲示されている。亀田総合病院には瞑想を希望する患者のために瞑想室「Meditation Room」が設置されており、特定の宗教にかかわらず僧侶のチャプレンがスピリチュアルケアを行っている。

一方で、宗教の違いではなく、成り立ちや活動の蓄積、地域性による違いも大きい。本書で取り上げた病院は、どれも臨床宗教師やスピリチュアルケア師が誕生する前から宗教者が活動している施設である。地元の宗教者が活動する長岡西病院、地域に同宗派の寺院がほとんどないあそかビハーラ病院、天理教本部のある全国でも稀な宗教都市に位置する天理よろづ相談所病院。長年の経験の蓄積から、その地域ならではは、その病院ならではの活動を作り上げている。

そして同じ病院内でも、宗教者によって多様な在り方があることが分かった。他宗教への配慮の仕方や程度、自宗教の示し方はキリスト教系病院Bや天理よろづ相談所病院では個人差があった。それぞれの施設の認める裁量の中で、多様な在り方が存在するのである。

二　非信者への宗教的ケアの共通する在り様

さて、ここまで主に、それぞれの病院の違いを見てきたが、共通点ももちろんある。特に指摘すべき点として、一つに「布教伝道はしない」ということ、もう一つに院内に宗教的空間（礼拝施設等）があり、何らかの宗教儀式を行っていること、そして最後に「死後のケア」を行っていることがある。以下、順に見ていこう。

最も積極的に自宗教による宗教的ケアを実践する天理よろづ相談所病院でも、その活動の目的は患者の心のケアであり、布教ではないと言い切る。実際、患者へのアンケート調査からも、「布教された」という回答はゼロであった。キリスト教系病院A、Bは共にキリスト教式の葬儀を行うし、希望があれば洗礼式も行っている。しかし、積極的に布教をしようという意識は全くなく、葬儀の際に入信は求めないし、洗礼の希望に対しても、かなり慎重に本当に本人の意思によるのかを確認していた。佼成病院も宗教色をできるだけ出さないようにと、「心の相談員」だけでなく、病院自体が配慮しているようだ。「布教伝道をしない」だけでなく、無意識にも患者にそうと受け取られないよう、宗教系病院だからこそ細心の注意を払っていた。

これらの病院で行われている非信者への宗教的ケアは「布教伝道」のための宗教的ケアではなく、「相手のスピリチュアルニーズへの応答」としての宗教的ケアであった。相手のスピリチュアルニーズに宗教的ニーズが含まれる場合に、宗教的ケアを行っているのである。患者や家族のスピリチュアルニーズに応えるための葬儀の執行であり、患者や家族のスピリチュアルニーズに応えるための他宗教の宗教者等の紹介がある。天理よろづ相談所病院の「おさづけの取り次ぎ」ですら、その祈りによって、患者は自分の世界観・死生観の中で、ケアされていた。谷山（二〇一四）はこうした患者のスピリチュアルニーズに応答するための宗教的ケアを、広義のスピリチュアルケアと広義の宗教的ケアの重なり合う領域として「宗教的資源の活用」と呼んでいる。患者や家族のスピリチュアルニーズに応じる「手段」として、宗教専門職であるケア提供者の宗教的理念、宗教的儀式、施設の宗教的環境が用いられているのである。ただし、これは必ずしも谷山（二〇一四）が説明するように「狭義のスピリチュアルケア」から「宗教的資源の活用」へ、「宗教的資源の活用」から「狭義の宗教的ケア」へと移行していくものとは限らない。天理よろづ相談所病院のように最初から「おさづけの取り次ぎ」という宗教的行為が提供されることもあれば、キリスト教系病院においてそれまでチャプレンと関わりのなかった患者から葬儀の依頼があることもある。

第1章の調査からも、布教活動は宗教家の活動として期待されておらず、期待されているのは「こころのケア」であることが示されており、実際にその期待に沿う形でスピリチュアルケアだけでなく宗教的ケアもされているのであった。

次に、どの施設でも宗教的空間としての礼拝施設等があり、なんらかの宗教的儀礼儀式を行っていた。佼成病院でも観音ホールがあり、降誕会や慰霊祭を執り行っている。仏教系病院、キリスト教系病院、天理よろづ相談所病院では日々のおつとめ、勤行、礼拝と、季節ごとの儀礼儀式が行われていた。こうした儀礼儀式は、病院の理念を体現する場であると同時に、信者への宗教的ケアの場となっていて、非信者への宗教的ケアとしてなされているものではない。しかし宗教的空間としての礼拝施設があるということは、患者が自身のスピリチュアルニーズに向き合う場を提供することにつながっている。第3章で論じられているように勤行の時間は患者が超越的存在と向き合う時間とみなされていたり、勤行の時間とは別に、自由な時間に宗派を問わず仏堂で手を合わせる患者がいる（あそかビハーラ病院、長岡西病院）。チャペルで行う遺族の分かち合いの会がクリスチャンでなくても亡き人に出会う場として機能したりも（キリスト教系病院B）する。第1章の調査からは、「礼拝施設管理」は宗教者の役割としてはあまり期待されていないが、「祈りの場」や「祈りの時間」が院内にあることは、患者・家族のスピリチュアルニーズに応えることにつながることが示唆される。

そして「死後のケア」である。第7章で亡くなられた患者へのケアが論じられているが、遺族ケアと「死者へのケア」という二つの「死後のケア」がなされていた。キリスト教系病院Aでは遺族カウンセリングを、キリスト教系病院Bでは遺族の分かち合いの会を行っており、仏教系病院や佼成病院でも追悼法要や慰霊祭のようなものが行われている。第1章の調査でも宗教者の役割として「遺族ケア」への期待が高く、宗教的背景のある施設で活動する宗教者が実際に遺族ケアを行う率が高かったが、それがまさに裏付けられた形である。そして、遺族ケアだけでなく、「死者へのケア」もなされていたことは、第7章で論じられているとおりである。仏教系病院の「お別れ会」や追悼法要、キリスト教系病院でのチャプレンによる葬儀の執行や、天理よろづ相談所病院の講師によるお見送りがそれである。「死者へのケア」は間接的に遺族ケアになるわけだが、宗教者が執り行うことで、遺族ケアのための「死者へのケア」ではなく、まさに死者のための「死者へのケア」が為されていた。

三　非信者への宗教的ケアの可能性——今後の展望と課題

近年、スピリチュアルケア師や臨床宗教師が誕生し、宗教的ケアが改めて問い直されている。特にスピリチュアルケア師や臨床宗教師の訓練を受けて病院等で活動する宗教者は、宗教的ケアについて、どこまで行っていいのか、どのようなことが求められているのか、迷いや葛藤を抱えているのではないだろうか。第1章からは、宗教的背景のある施設とない施設では、活動内容に様々な差があることが分かったが、第2章以降の具体的事例からは、宗教的背景のある施設においてもその内容は多様であることが分かった。その内容は、数十年という活動の蓄積を通して、その宗教、病院の理念、地域性、個々の宗教者の理念等が複雑に絡み合う形で構築されていったものである。そのため、今回示されたような実践は、どこでも誰でもできるものではなく、ましてやすぐに真似できるものでもない。また、「布教伝道」や信者の信仰生活支援をその活動の中心としていた宗教者が、病院等で活動するにあたっては、かなりの意識の転換が求められるであろう。今回の共同研究でインタビューをした宗教者は、非信者に対する「布教伝道」のためではない宗教的ケアを行うことの意味を、自分なりの信仰のあり方としてそれぞれに位置付けており、その多くは、患者との出会いの中で、位置付け直されたものであった。それぞれの宗教者が、背景に持つ宗教、活動する病院、地域、自身の在り様、患者との出会いの中で、時間をかけてそれぞれ独自にケアの形を作り上げていくしかない。

とはいえ、「布教伝道」ではない、「相手のスピリチュアルニーズへの応答」としての非信者への宗教的ケアが確かにあることも明らかになった。それは、特定の信仰を持たない者の中にも、「宗教的行為を必要とするようなスピリチュアルニーズ」を持つ者が少なからずいるということの表れでもある。そのニーズとは、葬儀の希望というような明確かつ積極的なニーズである場合もあれば、天理よろづ相談所病院での「おさづけの取り次ぎ」のように、なんらかのケアになってはいるものの、多くは「消極的肯定」であり、なくてはならないような積極的なニーズとは限らない場合もある。宗教的空間のような「場」に対するニーズ、あるいは「場」があること、そこに「宗教者がいること」で呼び起こされるニーズもあろう。

そして、そこでなされる「応答」の形として見出されたのが「祈り」「死者へのケア」「他宗教への配慮」の三つである。宗教者が患者のために祈ること、宗教者と患者が共に祈ること、患者・家族が祈るための場があること。死者を弔うこと、悲嘆者の死者へのケアをケアすること。他宗教の宗教的行為を共にすること、他宗教の宗教者を呼んだり宗教的物品を用意したりすること、他宗教の宗教的行為をするための時間や場を用意すること。今後、それぞれについて、より詳細に検討していきたいところである。

最後に、本書の限界について触れておきたい。まず、アンケート調査とインタビュー調査を組み合わせることで、全体像を把握しつつ、具体的事例を検討していったが、必ずしも網羅的に調査できたわけではない。「布教伝道」を目的に活動している病院付き宗教者もいるであろう。実際、第1章の結果では、宗教的背景のある病院で患者家族や職員への布教を期待する回答が少ないながらもみられた。ボランティアで活動している宗教者については今回は具体的には触れることができていないし、病院ではない診療所や在宅医療ではまた異なる実践がされていることだろう。また、「非信者」への宗教者の関わりや宗教的ケアを明らかにすることを目的としながら、直接的な実態把握を患者や家族に対して行うことはほとんどできなかった。そのため、患者や家族がこのような宗教的ケアを求めているのではないかと推察する場面が多かったことは否定できない。これらを検証するためには、当事者である患者や家族を対象にした調査研究が改めて必要である。さらに、インタビュー調査の調査者が、調査対象者と近しい関係であるケースがあった(2)。施設の内情を深く知るからこそ聞けた内容がある一方で、関係が深いからこそ聞かなかったこともあるだろう。それは語る側の調査対象者からしても然りである。そして、問題意識を共有した上で各施設でのインタビュー調査を行い、分析に当たっても意見交換をしながら行ってきたが、それでも担当者によって聞き取る内容や、結果を受けての分析や考察の仕方に差異があることは否めない。これらは限界であると同時に、それ故に豊かな知見が得られたとも捉えていただけたらと思うところである。

(2)　あそかビハーラ病院の調査を行った打本は、同病院でビハーラ僧をしていた経験があり、現在は同病院で実習が行われている臨床宗教師養成の教員でもある。また、長岡西病院で調査を行った森田は、現職に就く前は同病院の常勤のビハーラ僧であった。

以上、限界や課題もあるが、本書を通じて、日本の医療施設で行われている宗教者による非信者に対する宗教的ケアの在り様や可能性の一端を描くことができたのではないかと考える。超高齢社会、多死社会を迎える中で、日本人はいかに病や死に向きあっていくのか。そこで宗教が持つ力、宗教に求められる役割とは何なのか。今後も引き続き考えていきたい。

参考文献

谷山洋三「スピリチュアルケアの担い手としての宗教者：ビハーラ僧と臨床宗教師」鎌田東二『講座スピリチュアル学1　スピリチュアルケア』ビイング・ネット・プレス、二〇一四年、一二五―一四三頁

あとがき

編著者の山本さんと森田さんの二人にお願いをして、あとがきを書かせていただくことになった。あとがきに免じて、個人的な思い出から出発して本書が「生まれる」までの経緯を僕の視座から記していくことをお許しいただきたい。

僕が文献研究からスピリチュアルケアやビハーラ活動の研究に転じた一五年ほど前、臨床スピリチュアルケア協会に参加して谷山洋三さん、森田敬史さん、山本佳世子さんと出会い、東京看取り人プロジェクトで柴田実さんと出会った。同時期に出会った葛西賢太さんとは、京都東山で行われたジョアン・ハリファックスによる「死にゆく人と共にあること」のセミナーの後、京都駅まで車で送っていくことになったのが最初のご縁だった。あの頃、この顔ぶれが集って本を出版することになるとは思いもよらなかった。いま思い返すと、とても感慨深い。

この顔ぶれが集まった科研費助成事業による「医療現場における宗教者による「無宗教」者支援の実態と可能性（以下：宗教的ケア科研）」は、お互いを「さん」付けで呼びあう和やかな雰囲気に包まれていたが、共に歩んだ構想から出版までの約五年間のメンバーを取り巻く状況は激しく揺れ動いていた。

最も思いもよらなかったのは、世界を覆ったCOVID–19だった。米国で猛威を振るい始めた二〇二〇年二月末、谷山さんと僕が登壇予定だったバークレーの国際シンポジウムが渡米直前で中止。翌月から国内でも感染が拡大し、日本社会は大きな変化を余儀なくされた。本書との関わりに限って言えば、二〇二〇年四月初めに緊急事態宣言が発出された頃には、家族でさえ医療施設での面会が厳しく制限されることとなり、研究者も立ち入りが困難となった。また、そこを活動場所としていた（特にボランティアの）宗教者たちが急速に活動場所を失った。

幸いなことに宗教的ケア科研では、COVID–19の発生以前に宗教者への聞き取り調査をおおよそ終えていた。だが、六月の日本仏教看護・ビハーラ学会シンポジウムで調査内容を発表する準備に取りかかっていた矢先、学会自体がCOVID–19の影響により中止に追い込まれた。急いで九月開催の第七九回日本宗教学会パネル発表に滑り込み、初のオンライン開催となった中で研究成果を発表。島薗進先生や安藤泰至先生をはじめ、フロアから多くのご質問をいただき、パネルは盛況のうちに閉じることができた（パネルのまとめは『宗教研究』第九四巻別冊に掲載されている）。発表後、個人発表に回ってくださった葛西さんを交えて、登壇者がお互いに労いの言葉を掛けあったその僅かな時間以来、メンバー全員が顔を揃えることはできていない。

思いもよらなかったことがメンバー全員に訪れていた。執筆者一覧で確認できるように、程度の差こそあれ、それぞれの所属に変化があった。特に編著者として刊行まで議論を積み重ねてきた山本・森田・打本の三名にとっては、個人の「人生の物語」がめまぐるしく変動しながら研究生活を続けてきた五年間だった。葛西さん、柴田さん、谷山さんには割愛することをお詫びし、少しばかり僕ら三名のことを書き残しておきたい。

まずは山本さんである。「非宗教者」を自他共に認める山本さんが、新宗教の天理教を背景に持つ天理医療大学のポストに就いた縁から天理よろづ相談所病院事情部の調査に着手していった。その中で「他の病院で活動する宗教者は、非信者の患者や家族にどのようにケアをしているのか」という疑問を持ち、このメンバーに声をかけてくれたことが宗教的ケア科研につながった。パネル発表の後、本書の企画を勁草書房の永田悠一さんに打診してくれたのも山本さんだった。まさに本書の「生みの親」は山本さんである。

また山本さんは、宗教的ケア科研でご一緒した期間に第三子を産み、産休・育休を取得。思い起こせば、膝の怪我で入院もしていたけれど、山本さんからのメールは空白期間をほとんど感じさせることがなかった。信じられないくらい上手に研究と育児をやりくりしながら、最初から最後まで僕らを牽引してくれた。僕は「山本さんは二人いる」と思っているのだが、それくらいの山本さんの「頑張り」がなかったら本書は生まれなかった。とても足りないけれども、改めて心の底から「ありがとう」と言いたい。

次は森田さんだ。森田さんは通算一〇年以上勤めた長岡西病院ビハーラ病棟から龍谷大学大学院実践真宗学研究科の教授へと転職。はからずも僕と龍谷大学の「臨床宗教師研修」を担当する同僚になった。「真宗学」を冠した大学院に融通念佛宗僧侶の教員が誕生したことは、龍谷大学の歴史に新たな彩りを加えた（反面、長岡西病院ビハーラ病棟に変革の時機をもたらしたことは第4章で述べられている通りだ）。この思いもよらなかった森田さんの転機が、本書の龍谷学会出版助成申請につながった訳だから、宗教的ケア科研メンバーにとっても重畳だった。

それにしても慣れない大学での仕事に加えて、着任当初の単身赴任生活やご家族を伴っての再度の引っ越しなど、もろもろの苦労があっただろうに、森田さんは泰然自若と構えていた。森田さんが院生たちの悲喜交々を聞いている姿をよく見かけたし、この期間の僕も森田さんのあり方に支えてもらうことがしばしばあった。臨床現場を離れても「仏教者屑籠論」を体現する宗教者として歩んでいる森田さんには本当に感謝している。

で、筆者である。科研期間中に山本さんと同じく子に恵まれ約半年間の育休を取得し、復帰後に文学部から新天地の農学部へ移籍。職場が滋賀県となった縁で、知事の三日月大造さんたちと「死を見すえた生」を県民と共に考える「死生懇話会」を開催するようになった。

順風に帆を揚げたように見える一方、病者として身体の痛（傷）みと心の「ざわつき」を抱えて喘いでいた時期でもあった。五年間に三度の手術（うち二回は心臓）。僕の記憶にはないが、最初の心臓手術の全身麻酔時に「阿弥陀さんが迎えに来てくれはった」と手術台の上で言ったそうで、主治医から術後にこの話を教えてもらった時はいろんな意味で青ざめた。第3章でがんの患者さんをケアする宗教者を論じながら、別の「病い」により自己の死と大切な人たちとの別れを間欠に意識してきた。

病院に通う度に巻き起こる心の「ざわつき」を、対話を通して言語化していける相手、言葉を受け止め希望に応じて「宗教的ケア」をしてくれる宗教者が「やっぱり、いま、ここの病院にもいて欲しい」と、僕は宗教者でありつつ一人の病者として、そう思うことがあった。本書に登場する宗教者たちは、臨床宗教師の登場以前から、僕のような思いを抱えた患者さんやご家族を支えてきた医療現場で活躍する宗教者たちだ。

少し長く三名の編著者のこの間の「人生の物語」に触れたように、医療現場で活躍する宗教者たちにも「人生の物語」があった。十分に文章化できなかった部分だが、聞き取り調査では、宗教者たちに医療現場で働く「きっかけ」や「続けてこられた思い」などの「人生の物語」の部分にも触れていた。その語りの中で、時に調査者個人や宗教的ケア科研メンバーらとの接点が語られることもあった。必ずしも全ての章に当てはまる訳ではないが、本書にはどこかで人生が交差した僕らが聞き手だったことが奏功して、宗教者たちが患者さんの人生との関わりを語ってくれた内容が見えない「根っこ」のように息づいているように思う。そのようなことをどこか心の片隅においてお読みいただけたらと思う。

また、本書の礎となっている調査はCOVID–19の感染拡大前に行われている。COVID–19によって病院における宗教者の活動に影響が出ている（詳しくは山本・谷山二〇二二[1]）。本書で調査対象となった病院でも宗教者の活動を一時中断したところがある。活動再開後も、例えばマスク着用が必須化されるなど、宗教者たちと患者さんやご家族との間のやりとりに多少の変化が生まれている。いま思えば今回のアンケート調査もアフターコロナでは結果が違っていたことだろう。また聞き取り調査は、マスク着用どころかほとんど制約を受けずに病院内（時に準教団施設内）に身を置き、その雰囲気の中で宗教者の語りを聞くことができた貴重な機会であった。オンラインではなかなか摑めない細かなニュアンスと応答が話題を深

（1） 山本佳世子・谷山洋三「COVID–19感染拡大時のスピリチュアルケア提供者の活動状況について――スピリチュアルケア提供者へのオンラインアンケート調査より」『スピリチュアルケア研究』五巻、二〇二一年。

めていった。COVID–19の影響を思うと、流行以前の調査により本書が成り立っていることは一つのメルクマールとなるだろう。そのことも本書を読む上で心に留めておいていただければと思う。

本書を手に取ってくださった方々は、第1章によって医療関係者と共に活動する宗教者たちの広がりに驚きを覚え、続く各章のポリフォニーから、宗教者たちによるケアの実践の多様さに新鮮さを感じるだろう。病院の中の宗教者たちは決して世俗化した医療の色に塗りつぶされている訳ではなく、それぞれのあり方で木々の葉のように多様な形や色彩の濃淡を生んでいる、そんなイメージが芽吹くことを期待している。本書による新たな宗教的ケアのイメージの芽吹きが、医療の中で活動する／活動を志す宗教者たちの実践の手引きとなることを、また医療関係者の方々にとってケアの「外的資源」として宗教者たちを活用する手掛かりとなることを心から願っている。

そして本書が、どのような形であれ、病の中で苦しみや悲しみ、幾重にもなったいろいろな思いを抱く患者さんとご家族のために、また亡くなって逝かれた患者さんとご遺族のために、少しでも役立つことを願っている。

本書の刊行にあたり、龍谷学会長の玉木興慈先生、委員の杉岡孝紀先生には龍谷学会出版助成にあたり様々なご尽力をいただいた。個人的に、学生時代から折に触れて励ましてくださったお二人に、まずは御礼を申し上げたい。また、事務的に繁雑な労をとってくださった龍谷大学研究部の中崎憲和さんと平綱雅彦さん、龍谷学会事務局の福田基さんにも感謝申し上げたい。そして、勁草書房の永田悠一さんには、企画に関心を持っていただいてから出版に至るまでの間、本当に粘り強く待っていただいた。改めて深謝申し上げたい。

本当に名前を挙げきれないほど多くの方にお世話になった。それぞれのお顔が浮かんでくるのだが、最後に本研究の調査に快く応じ、貴重な時間を割いてくださった多くの宗教者の方々に、改めて深く御礼を申し上げてあとがきを閉じることにしたい。

ありがとうございました。

二〇二二年一月三一日

編者の一人として　龍谷大学　打本弘祐

執筆者紹介

森田敬史（もりた たかふみ）編者、第１章、第４章、第７章、終章
龍谷大学大学院実践真宗学研究科教授。東北大学大学院文学研究科博士後期課程（人間科学専攻）修了。博士（文学）。専門は実践宗教学、臨床死生学。長岡西病院ビハーラ病棟にて常勤ビハーラ僧として勤務した後、現職。

打本弘祐（うちもと こうゆう）編者、第１章、第３章、第７章、終章
龍谷大学農学部准教授、同大学世界仏教文化研究センター兼任研究員。龍谷大学大学院文学研究科博士後期課程単位取得退学、桃山学院大学大学院社会学研究科博士後期課程修了。博士（社会学）。専門は真宗学、社会学。あそかビハーラクリニックビハーラ僧、慶徳会常清の里相談員、桃山学院大学兼任講師、龍谷大学文学部講師、同准教授を経て、現職。

山本佳世子（やまもと かよこ）編者、第１章、第２章、第５章、第７章、終章
天理医療大学医療学部准教授。京都大学大学院人間・環境学研究科博士後期課程修了。博士（人間・環境学）。専門は死生学。上智大学グリーフケア研究所研究員、人と防災未来センター嘱託研究員、天理医療大学医療学部助教、同講師を経て、現職。

葛西賢太（かさい けんた） 第１章、第２章、第６章、第７章
上智大学大学院実践宗教学研究科死生学専攻教授、宗教情報センター上席研究員。東京大学大学院人文社会系研究科博士課程修了。博士（文学）。専門は宗教と心理学との対話史、依存症回復と宗教。上越教育大学学校教育学部助手、宗教情報センター研究員、上智大学グリーフケア研究所准教授を経て、現職。

柴田実（しばた みのる） 第１章
元聖路加国際病院チャプレン。牧師。東京看とり人プロジェクト（TMP）主任プロデューサー。関西学院大学大学院神学研究科博士前期課程修了。聖路加国際病院臨床牧会教育（CPE）修了。日本キリスト教団牧師、在宅ホスピス医院のチャプレン（こころのケア担当）、高齢者介護福祉事業所の訪問介護カウンセラー、明治学院大学協力牧師を歴任。

谷山洋三（たにやま ようぞう） 第１章
東北大学大学院文学研究科教授。東北大学大学院文学研究科博士後期課程（印度学仏教史学専攻）修了。博士（文学）。専門は臨床死生学。長岡西病院ビハーラ病棟ビハーラ僧、四天王寺大学准教授、上智大学グリーフケア研究所主任研究員、東北大学大学院文学研究科准教授を経て、現職。

索　引

◆さ　行

◆た　行

◆な　行

◆は　行

◆ま　行

◆や　行

◆ら　行

◆わ 行

龍谷叢書 58
宗教者は病院で何ができるのか
非信者へのケアの諸相

2022 年 10 月 20 日　第 1 版第 1 刷発行

森　田　敬　史
編著者　打　本　弘　祐
山 本 佳 世 子

発行者　井　村　寿　人

発行所　株式会社　勁《けい》　草《そう》　書　房

112-0005　東京都文京区水道 2-1-1　振替　00150-2-175253
（編集）電話 03-3815-5277／FAX 03-3814-6968
（営業）電話 03-3814-6861／FAX 03-3814-6854
理想社・牧製本

ISBN978-4-326-70126-1　　Printed in Japan

髙木慶子 編著
グリーフケア入門
悲嘆のさなかにある人を支える
四六判 二六四〇円

スロート 著
早川正祐
松田一郎 訳
ケアの倫理と共感
A5判 三五二〇円

田中美穂
児玉聡
終の選択
終末期医療を考える
A5判 三五二〇円

臨床死生学テキスト編集委員会 編著
テキスト臨床死生学
日常生活における「生と死」の向き合い方
B5判 二六四〇円

全国赤十字臨床心理技術者の会 編
総合病院の心理臨床
赤十字の実践
B5判 三〇八〇円

シュナイダーマン・ジェッカー 著
林令奈
赤林朗 監訳
間違った医療
医学的無益性とは何か
A5判 三五二〇円

副田あけみ
菅野花恵
介護職・相談援助職への暴力とハラスメント
A5判 三〇八〇円

平山亮
介護する息子たち
男性性の死角とケアのジェンダー分析
四六判 二七五〇円

成田和信
幸福をめぐる哲学
「大切に思う」ことへと向かって
A5判 三三〇〇円

＊表示価格は二〇二二年一〇月現在。消費税（一〇%）を含みます。